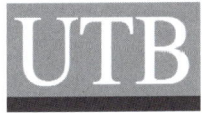

UTB 3046

AF285699

Eine Arbeitsgemeinschaft der Verlage

Böhlau Verlag · Köln · Weimar · Wien
Verlag Barbara Budrich · Opladen · Farmington Hills
facultas.wuv · Wien
Wilhelm Fink · München
A. Francke Verlag · Tübingen und Basel
Haupt Verlag · Bern · Stuttgart · Wien
Julius Klinkhardt Verlagsbuchhandlung · Bad Heilbrunn
Lucius & Lucius Verlagsgesellschaft · Stuttgart
Mohr Siebeck · Tübingen
Orell Füssli Verlag · Zürich
Ernst Reinhardt Verlag · München · Basel
Ferdinand Schöningh · Paderborn · München · Wien · Zürich
Eugen Ulmer Verlag · Stuttgart
UVK Verlagsgesellschaft · Konstanz
Vandenhoeck & Ruprecht · Göttingen
vdf Hochschulverlag AG an der ETH Zürich

UTB **Profile**

Christina Reichenbach

Psychomotorik

Ernst Reinhardt Verlag München Basel

Prof. Dr. *Christina Reichenbach* hat den Lehrstuhl für Heilpädagogik an der Evangelischen Hochschule Bochum inne.

Lektorat / Redaktion im Auftrag des Ernst Reinhardt Verlags: Ulrike Auras, München

Bibliografische Information der Deutschen Nationalbibliothek

Die Deutsche Nationalbibliothek verzeichnet diese Publikation in der Deutschen Nationalbibliografie; detaillierte bibliografische Daten sind im Internet über <http://dnb.d-nb.de> abrufbar.

UTB-ISBN 978-3-8252-3046-3
ISBN 978-3-497-02071-3

Reihenkonzept und Umschlagentwurf: Alexandra Brand
Umschlagumsetzung: Atelier Reichert, Stuttgart
Zeichnungen im Innenteil: Daniela Krause, Fröndenberg
Satz: Arnold & Domnick, Leipzig
Druck und Bindung: Friedrich Pustet, Regensburg
Printed in Germany

Ernst Reinhardt Verlag, Kemnatenstr. 46, D-80639 München
Net: www.reinhardt-verlag.de E-Mail: info@reinhardt-verlag.de

Inhalt

Einführung

Psychomotorik ist Gegenstand vielfältiger pädagogischer Studien-, Aus- und Weiterbildungsgänge in den Fachgebieten Pädagogik und Psychologie. Je nach Ausbildungsgang und zum Teil je nach Lehrkraft werden unterschiedliche Schwerpunkte gesetzt und verschiedene Inhalte nahegelegt.

Psychomotorik ist eine Fördermaßnahme, die über Bewegungsinhalte die Entwicklung in unterschiedlichen Bereichen (z. B. motorisch, psychisch, emotional, kommunikativ) aufbaut. Psychomotorische Förderung unterstützt Kinder dahingehend, dass diese an sie gestellte Aufgaben und alltägliche Anforderungen (leichter) bewältigen können. Psychomotorische Förderung gibt es für verschiedene → Klientel und Altersgruppen und sie kann sich über die gesamte Lebensspanne hinweg erstrecken.

Die Ursprünge der Psychomotorik sind sehr breit gefächert; so haben sich im Verlauf der Jahrzehnte vielfältige theoretische und praktische Vorstellungen entwickelt, die in der Regel nicht alle in der Lehre berücksichtigt werden. Beides – Schwerpunktsetzung und breite Fächerung – kann zu sehr speziellen, aber auch zu eher globalen Auffassungen von Psychomotorik führen. Eine genaue Erklärung der Begrifflichkeiten erfolgt in Kapitel 1.

Das Buch gibt zunächst einen Einblick in die Wurzeln bzw. Ursprünge der Psychomotorik sowie die theoretischen Grundlagen (Kapitel 2 und 3). Anschließend wird eine Auswahl psychomotorischer Konzepte für unterschiedliche → Klientelen im Überblick vorgestellt (Kapitel 4). Dabei ist es nicht möglich, pro Konzept eine allgemeingültige Praxis vorzustellen. Stattdessen werden beispielhaft praktische Sequenzen beschrieben. Außerdem wird jeweils auf spezielle Aspekte der psychomotorischen Konzepte (z. B. theoretische Begründungen, Menschenbild, Bewegungsmodell, Diagnostik, Spiel usw.) Bezug genommen, sodass man letztlich die Konzepte und Arbeitsweisen miteinander vergleichen und begründet voneinander abgrenzen kann. So wird eine Auseinandersetzung bezüglich der Konzeptvielfalt möglich, wie auch eine Reflexion hinsichtlich der möglichen Nutzung von vorhandenen Konzepten für spezifische Zielgruppen. Und nicht zuletzt können Studierende und Auszubildende erst unter Berücksichtigung der Vielfalt der Konzepte und unter Beachtung des eigenen Arbeitsfeldes und des individuellen Entwicklungsverständnisses – also der Vorstellung darüber, wie und wodurch sich Menschen entwickeln – eine eigene Positionierung entwickeln. Eine solche Stellungnahme dient der begründeten Darstellung, der Standortbestimmung und der Reflexion hinsichtlich seines eigenen beruflichen psychomotorischen Handelns. Im 5. Kapitel schließlich geht es um die Erarbeitung eines eigenen Handlungskonzeptes für eine psychomotorische Förderung. Der Serviceteil zu Ausbildungsmöglichkeiten gibt einen Einblick in die Psychomotorik ausgewählter europäischer Länder. Dies ist für Studierende insofern interessant, wenn sie beispielsweise ein Praktikum oder ein Semester im Ausland absolvieren möchten und sich dort weiterhin mit dem Fachgebiet Psychomotorik auseinandersetzen.

Hauptteil

1

Was ist Psychomotorik?

Der Begriff Psychomotorik findet sich heutzutage in zahlreichen pädagogischen, sportwissenschaftlichen, medizinischen und auch psychologischen Fachbüchern wieder. Das Begriffsverständnis weicht dabei zum Teil stark voneinander ab und umfasst eine große inhaltliche Spannbreite. Diese Begriffsvielfalt ist nach Krus „Ausdruck einer sich ständig weiterentwickelnden Konzeptionsbreite aber auch -verschiedenheit" (2004, 15).

Im Folgenden wird zunächst die Spannbreite der Begrifflichkeiten beispielhaft aufgezeigt, ehe später in Kapitel 3 weitere theoretische Grundlagen veranschaulicht werden.

Definition „Psychomotorik"

Die (begriffliche) Geschichte der Psychomotorik lässt sich bis an den Anfang des 20. Jahrhunderts zurückverfolgen. Im deutschsprachigen Raum war es Charlotte Pfeffer (s. auch Kap. 2), die diesen Begriff erstmals nutzte (Pfeffer 1941, 1958). Sie verstand unter Psychomotorik einerseits eine „äußerst wichtige sowohl psychologisch als auch physiologisch zu erfassende Lebensäusserung des Kindes" und andererseits eine grundlegende erzieherische und → heilpädagogische Maßnahme, bei der „die Bewegung an den Anfang aller Erziehung" gestellt wurde (1958 / 1941, 3). Ernst J. Kiphard – Vater der deutschen Psychomotorik – übernahm dann den Begriff „Psychomotorik" in seine Überlegungen (Irmischer 1989); später entstanden, zum Teil aus berufspolitischen Gründen, weitere neue Begrifflichkeiten wie z. B. → Motopädagogik oder → Mototherapie (Kiphard 1989; Zimmer 1999; www.motopaedie-verband.de, 20.10.2008). Diese Begriffe haben sich jedoch nie durchsetzen können.

Vielmehr findet der Begriff Psychomotorik gerade auch durch seinen verbindlichen Gebrauch im europäischen Raum zunehmend wieder stärkere Verwendung.

> **Merksatz**
>
> **Bis heute fehlt jedoch eine einheitliche Definition dessen, was unter dem Begriff „Psychomotorik" allgemeingültig zu verstehen ist.**

Diese uneinheitliche Vorstellung in Bezug auf das Verständnis von Psychomotorik hat sicherlich damit zu tun, dass Psychomotorik seit jeher mit unterschiedlichen Arbeitsfeldern und Berufsgruppen verbunden ist, sodass zahlreiche Facetten in die Begriffs- und Theoriebildung einfließen.

Sinnvoll ist hier zunächst eine Unterscheidung, wie sie Seewald (1997, 272) vorgenommen hat. Er stellte unterschiedliche Bedeutungen des Begriffs Psychomotorik fest und formulierte dementsprechend ein Glossar, welches vier übergeordnete Unterschiede herausstellt:

1. Psychomotorik als Konzept der Entwicklungsförderung: Hier steht Psychomotorik als Eigenname oder als Begriff für ein bestimmtes (Förder-) Konzept, d. h. jemand „macht" auf eine bestimmte Art und Weise Psychomotorik und ein anderer „erhält" Psychomotorik. Was speziell das Ziel einer psychomotorischen Förderung ist, hängt von dem zugrunde liegenden Konzept ab (siehe dazu Kapitel 4). Beispielhaft können als Förderziele → motorische Fähigkeiten (u. a. Gleichgewicht) oder → emotionale Fähigkeiten (u. a. Selbstbewusstsein) genannt werden. Derartige Förderkonzepte können für Menschen eines bestimmten Alters (z. B. Jugendliche, ältere Menschen) oder mit speziellen Erscheinungsbildern (z. B. Aufmerksamkeitsstörung) angeboten werden.

2. Psychomotorik als Begriff, der die Einheit von motorischen und psychischen Prozessen bezeichnet: Psychomotorik wird in diesem Zusammenhang als Begriff verstanden, der die Verknüpfung von seelischen und körperlichen Prozessen zum Ausdruck bringt.

3. Psychomotorik als Begriff der (Sport-)Motorikforschung: Hier ist Psychomotorik als Oberbegriff für Theorien zu verstehen, die sich mit der → psychisch gesteuerten → Motorik befassen. Es geht dabei um eine „Rekonstruktion des Zusammenhangs von inneren unsichtbaren Prozessen … mit äußeren sichtbaren Bewegungen" (Seewald 1997, 272).

4. Psychomotorik als entwicklungsorientierter Begriff: Psychomotorik bezeichnet hier eine Phase der kindlichen Entwicklung, wobei die Entwicklung in vier Phasen von der → Neuromotorik, zur → Sensomotorik, über die Psychomotorik hin zur → Soziomotorik verläuft (Kiphard 1980).

Schon anhand des Glossars nach Seewald wird deutlich, dass die vielfältige Verwendung des Begriffs Psychomotorik zu Missverständnissen führen kann. Insbesondere, wenn sich verschiedene Fachpersonen über „Psychomotorik" unterhalten und dabei unklar ist, welches jeweilige Begriffsverständnis zugrunde liegt. Innerhalb dieser vier Auffassungen bzw. Zugangsweisen gibt es wiederum zahlreiche enge und weite Definitionen, die das Verständnis zunächst oft erschweren. An dieser Stelle seien exemplarisch jeweils zwei Definitionen für Psychomotorik als Konzept und Psychomotorik als Begriff genannt, da diese in der Praxis am gebräuchlichsten sind.

Definition

Psychomotorik als Konzept

Definition 1: „Psychomotorik kennzeichnet eine ganzheitlich-humanistische, entwicklungs- und kindgemäße Art der Bewegungserziehung" (Kiphard 1989).

Definition 2: Unter Psychomotorik können „eine Reihe von verschiedenen pädagogisch-therapeutischen Methoden [verstanden werden], die alle von der Möglichkeit ausgehen, motorische, kognitive, soziale und schulische Lernprozesse und therapeutische Zielsetzungen bei Kindern durch eine (systematische) Beeinflussung der Bewegung / Motorik zu fördern" (Eggert / Lütje-Klose 2005).

Psychomotorik als Konzeptbegriff benennt demnach die Ziele und ein Vorgehen der Förderung für eine ausgewählte → Klientel.

Definition

Psychomotorik als Allgemein-Begriff

Definition 1: „… mit dem Begriff Psychomotorik wird die enge wechselseitige Verknüpfung von psychischen Vorgängen mit motorischen Phänomen betont" (Hünnekens / Kiphard 1960).

Definition 2: Der Begriff „psychomotorisch" kennzeichnet „die funktionelle Einheit psychischer und motorischer Vorgänge, die enge Verknüpfung des Körperlich-motorischen mit dem Geistig-seelischen"(Zimmer 1999, 22).

Der Begriff Psychomotorik betont hier also eine wechselseitige Abhängigkeit von der seelischen Befindlichkeit und der → motorischen Fähigkeit. So kann eine eingeschränkte → motorische Leistung möglicherweise auf einen negativen seelischen Zustand zurückgeführt werden.

2

Wurzeln der Psychomotorik – Gymnastik, Rhythmik, Sinnes- und Bewegungsschulung

Psychomotorik hat sich historisch betrachtet aus zahlreichen Wurzeln entwickelt. Dieses Kapitel veranschaulicht zusammenfassend die Ursprünge der Psychomotorik in Deutschland. In anderen Ländern gibt es auch psychomotorische Konzeptionen, jedoch haben diese anderweitige Wurzeln, auch wenn Überschneidungen vorhanden sind. Die Bearbeitung historischer Quellen verdeutlicht zum einen die geschichtliche Entwicklung des Förderkonzeptes. Andererseits können damit ggf. zukünftige Ausdifferenzierungen der Psychomotorik in verschiedenen Konzepten besser eingeschätzt werden (Seewald 2002).

Die Idee bzw. das Gedankengut, welches sich hinter dem Begriff Psychomotorik verbirgt, hat in Deutschland eine lange Tradition (seit 1955) und ist sehr facettenreich. Helmut Hünnekens und Ernst J. Kiphard waren die Ersten in Deutschland, die versucht haben, eine spezielle Methode der Erziehung durch Bewegung zu entwickeln. Sie haben diese Methode in dem Buch „Bewegung heilt" (1960) vorgestellt. Damals galt das Motto „Erziehung zur Bewegung", was den Fokus der „Heilung" der Bewegung hervorhob. Im weiteren Verlauf wandelte sich dies zur „Erziehung durch Bewegung"; hier wird Bewegung eher als Mittel gesehen, welches für Erziehungsprozesse genutzt werden kann. Ernst „Jonny" Kiphard (1923–2010) gilt bis heute als „Gründervater" der Psychomotorik in Deutschland, und seine Ausführungen, Gedanken und sein Tun werden als „Meisterlehre" bezeichnet (Seewald 2002).

Befasst man sich näher mit der Entstehungsgeschichte der Psychomotorik, so wird deutlich, dass Kiphard umfangreich recherchiert und letztlich viele Überlegungen aus vorhandenen Literaturquellen übernommen bzw. aufgegriffen hat.

> **Merksatz**
>
> Das erste Konzept war inhaltlich im Grunde nichts Neues, jedoch war das Zusammenfügen der verschiedenen wertvollen Elemente aus vorhandenen Quellen neu und besonders. So nutzten Hünnekens und Kiphard vor allem Elemente aus den Bereichen:
>
> - Leibeserziehung und Gymnastik,
> - Rhythmik sowie
> - der Sinnes- und Bewegungsschulung
>
> (Hölter 1993; Irmischer 1989; Seewald 2002).

Im Folgenden werden aus den genannten Bereichen ausgewählte Personen und ihre Einflüsse vorgestellt, die als Grundlagen bzw. Wurzeln psychomotorischer Entwicklungsförderung anzusehen sind.

Leibeserziehung und Gymnastik

Gymnastik kann als eine Form der Leibeserziehung angesehen werden, welche die Schulung der Bewegung durch Entwicklung, Steigerung und Erhaltung der Kräfte des Körpers zur Aufgabe hat. Einzeln oder in Gruppen werden grundlegende körperliche Eigenschaften (z. B. Kraft, Beweglichkeit, Lockerheit) und allgemeine koordinierte Bewegungsformen durch Gehen, Laufen, Hüpfen, Federn, Springen und Schwingen in harmonisch gestalteten Bewegungsabläufen entwickelt. Im Mittelpunkt stehen dabei die Funktionalität des Körpers, der Ausdruck des Seelischen sowie die anatomische Betrachtung des Körpers.

Als Vertreter werden insbesondere Delsarte, Mensendieck, Gindler sowie Gaulhofer genannt (Irmischer 1989; Seewald 2002).

François Delsarte (1811–1871) war ein französischer Schauspielpädagoge, Sprecherzieher, Musiker, Sänger, Komponist und Bewegungspädagoge. Nach einem Studium zur Gesangsausbildung war er vorwiegend an der Bühne (Oper und Theater) tätig. Da ihn insbesondere die Verbindung zwischen Musik, Bewegung und → Emotion beschäftigte, und dies zu seiner Zeit entgegen der eher unnatürlichen Bühnenkunst stand, wird ihm eine Wiederentdeckung der Beziehung zwischen körperlicher und seelischer Bewegung zugeschrieben. Er stellte zu seiner Zeit neue Schönheitsgesetze der Bewegung auf und trat für einfache und natürliche gymnastische Bewegungsformen und körperliche Ausdrucksbewegungen sowie für entsprechende legere Kleidung ein. Bühnentanz und Ausdruckstanz wurden maßgeblich durch ihn beeinflusst.

Bess Mensendieck (1864–1958) gilt als Wegbereiterin der Krankengymnastik und legte ihren Schwerpunkt auf Veränderungen der Frauengymnastik. Die amerikanische Ärztin beschäftigte sich mit Form- und Haltungsproblemen und entwickelte die Mensendieck-Gymnastik, deren Grundlage die Analyse der menschlichen Bewegung sowie die Verknüpfung mit der Körperarbeit ist. Ihre Schüler sollten ihren eigenen Körper detailliert kennenlernen und dies in viererlei Hinsicht: architektonisch (Skelettkenntnis), anatomisch (Muskel- und Gelenkkenntnis), physiologisch (Muskelfunktionen) und mathematisch (Gesetze, nach denen Bewegungen entstehen) (Seewald 2002). Für Mensendieck war zudem das Erkennen der Schönheit in den Bewegungen wichtig, und sie lehrte, wie Frauen notwendige Aufgaben im Haushalt entspannter und mit einem Minimum an Anstrengung verrichten können. Seewald betont die dreifache Relevanz der Arbeiten von Mensendieck für die Psychomotorik: „Die Bedeutung des Körpers mit seiner impliziten Normativität (a), den Bezug zur normalen alltäglichen und gesunden Lebensführung (b) sowie die geschlechtsspezifische Ausrichtung (c)" (2002, 30).

Elsa Gindler (1885–1961) gilt als Wegbereiterin der konzentrativen Bewegungstherapie (eine körperorientierte, psychotherapeutische Methode, die Wahrnehmung und Bewegung als Grundlage von Erfahrung und Handeln nutzt). Sie entwickelte ein eigenständiges Gymnastiksystem, das heute noch in den USA, in Israel und in einigen europäischen Ländern Einfluss im Rahmen der Gymnastiklehre hat. Zudem entwickelte Gindler eine ästhetische künstlerische und allgemeine pädagogische Erziehung (Ludwig 2002). Für sie waren Atmung, Entspannung und Spannung wichtige Mittel ihrer Arbeit (Seewald 2002). Dabei stand das Empfinden des eigenen Körpers als hohes Ziel im Mittelpunkt: Die Schüler sollten sich über jeden Muskel und auch die kleinste Veränderung im Körperverhalten bewusst werden; zudem wurden die Gefühle und Gedanken, die durch Bewegung bewusst wurden, reflektiert (Ludwig 2002). Gindler arbeitete eng mit dem Musikpädagogen Heinrich Jacoby (1889–1964) zusammen, der unter anderem über die Bedeutung von Verhalten für Wahrnehmungsvorgänge forschte. Seewald sieht einen Bezug zur Psychomotorik „im weiteren Sinne im Zugang zu einem ganzen Spektrum prozesshafter Körper- und Bewegungsarbeit" sowie in der Betonung der → Leiblichkeit (2002, 31).

Karl Luitpold Gaulhofer (1885–1941) studierte Naturgeschichte, Mathematik und Turnen. Er arbeitete u. a. als Referent für körperliche Ertüchtigung im österreichischen Unterrichtsministerium. Gaulhofer wurde in seiner Arbeit von Bess Mensendieck und dem ungarischen Tänzer, Choreografen und Tanztheoretiker Rudolf von Laban (1879–1958) beeinflusst und entwickelte das „natürliche Turnen", welches das damalige Schulturnen ablöste. Das „natürliche Turnen" wandte sich gegen das als unnatürlich empfundene Ordnungs-, Haltungs- und Freiübungsturnen der Kaiserzeit. „Natürlich" bezog sich dabei zum einen auf die Forderung nach mehr Leibeserziehung in der freien Natur und zum anderen auf ein neues Bewegungsprinzip, verbunden mit einer veränderten methodischen Sichtweise: Die natürliche Bewegung betonte den flüssigen, ganzheitlichen Ablauf aus einem einheitlichen Impuls heraus, gemäß den Bewegungsgesetzen des menschlichen Körpers. Dem natürlichen Turnen ist die erstmalige Ausprägung eines spezifischen Schulturnens für Grundschulkinder zu verdanken, das sich an den physiologischen und psychologischen Bedürfnissen des Kindes orientiert. Natürlichkeit und Kindgemäßheit waren wichtige Prämissen der körperlichen Erziehung, in der das Kind und nicht die Inhalte die Arbeit bestimmen sollte (Hammer 2004). Gaulhofer arbeitete eng mit der österreichischen Turnpädagogin Margarete Streicher (1891–1985) zusammen und verfasste mit ihr das Buch „Grundzüge des österreichischen Schulturnens".

Rhythmik

Einen wichtigen Einfluss auf die Psychomotorik in Deutschland hat die → Rhythmikbewegung – d. h. Vertreter, die sich mit der → Rhythmik wissenschaftlich und praktisch auseinandersetzen – genommen. Insbesondere in den frühen Arbeiten von Kiphard wurde der → Rhythmik bzw. der rhythmischen Erziehung eine fundamentale erzieherische Bedeutung beigemessen (Seewald 2002; Hünnekens / Kiphard 1960). Als Bezugsquellen sind vor allem Jaques-Dalcroze, Bode, Medau, Feudel, Scheiblauer, Pfeffer und Frostig zu nennen.

Emile Jaques-Dalcroze (1865–1950) entwickelte nach und nach die rhythmische Gymnastik (Rhythmik-Lehre) und strebte als Erster eine künstlerische Gymnastik an. Er studierte Komposition, Musik und Schauspiel und hatte eine Professur am Genfer Konversatorium, ehe er in Hellerau bei Dresden eine Schule leitete. Der österreichische Musikpädagoge vertrat die Ansicht, dass der Körper der Musik und dem → Rhythmus untergeordnet werden sollte. Demnach dienen Körper und Bewegung der Darstellung und Verkörperung der Musik und haben ihr zu gehorchen. Seine Devise war: nicht zum → Rhythmus erziehen, sondern den → Rhythmus selbst zum Erzieher werden lassen (Irmischer 1989; Seewald 2002). Durch die Körper-Rhythmik sollten Gestalt und Wesen der Musik erlebt und dadurch gleichzeitig alle seelisch-schöpferischen Kräfte gelöst und gesteigert werden. Nach Seewald „hat der ‚Geist von Hellerau' eine große Wirkung entfaltet, die sich auch auf die Psychomotorik ausgewirkt hat" (2002, 27).

Rudolf Bode (1881–1970) gilt als Schöpfer und Vater der rhythmisch-tänzerischen → Ausdrucksgymnastik. Im Gegensatz zu Jaques-Dalcroze sah Bode → Rhythmus als „Urphänomen des Lebens" an, also nicht vom Menschen gemacht, sondern dem Menschen innewohnend (Seewald 2002). Ein Wechsel von Anspannung und Entspannung stellte für Bode ein wesentliches rhythmisches Prinzip dar. Sein Ziel war es, „Körper und Bewegung von der Vorherrschaft des Willensaktes" zu befreien (Seewald 2002, 28). Er wollte eine Körperschulung, welche den ursprünglichen Fluss der Bewegung mit Hilfe der Musik wieder herstellt (Ludwig 2002). Bereits 1911 gründete Bode die Bode-Schule für Rhythmische Gymnastik in München, welche heute die älteste Lehranstalt dieser Art in Deutschland ist.

Hinrich Medau (1890–1974), Musiker und Lehrer, lehnte sich an Jaques-Dalcroze und Bode an und schuf unter Hinzunahme von Handgeräten (z. B. Bälle, Seile oder Klang- und Rhythmusinstrumente) die heutige Form der deutschen Gymnastik. Für ihn waren eine organisch fließende Bewegung, die den gesamten Körper erfasst, sowie Schwingungen und Federungen in rhythmischem Wechsel von Anspannung und Entspannung bedeutend. Eine improvisierte rhythmische Bewegungsbegleitung am Klavier ist dabei unterstützend für die Bewegungsausführungen. Seine Gymnastikmethode ist zwischen Leistungssport und Ballett angesiedelt. Er gründete 1929 in Berlin eine Schule für Gymnastik, die seit den 1950er Jahren in Coburg fortbesteht und international bekannt ist. Medau „darf für sich in Anspruch nehmen, sich auf diesem Gebiet der musischen Bewegungsgestaltung der deutschen Gymnastik Weltruhm verschafft zu haben, denn seine Erkenntnisse sind heute Gemeingut vieler Leibeserzieher" (Ludwig 2002).

Elfriede Feudel (1881–1966) war deutsche Volksschullehrerin, studierte Musik und war Schülerin von Jaques-Dalcroze. Sie war vor allem in der Ausbildung von Rhythmiklehrerinnen aktiv und hatte eine Professur an der Hochschule für Musik in Leipzig inne. Für sie war Bewegungserziehung eine zentrale Aufgabe, wobei alle Erlebnis- und Ausdrucksmöglichkeiten einbezogen werden konnten. Musik sollte dabei als Element der Erziehung dienen. Feudel sah in den Dimensionen Zeit, Raum, Form und Kraft die Grundelemente der Bewegung (Seewald 2002). Sie legte Wert auf die Schulung der Sinnesorgane und der Muskelsinne (= Tastsinn, der eine Empfindung von Bewegungen oder Druck durch Bewegung und Anspannung einzelner Muskeln ermöglicht) und sah sie als grundlegende Elemente von Bewegungstherapie. Ihr Ziel der Erziehung war es, die dem Menschen innewohnenden Fähigkeiten zum Entdecken, Erleben, Entscheiden, Urteilen und Finden der eigenen Persönlichkeit zu wecken.

Charlotte Pfeffer (1881–1970) war eine der ersten deutschen Schülerinnen von Jaques-Dalcroze und studierte Musik und Gesang. Pfeffer unterrichtete als Rhythmiklehrerin Kinderklassen, arbeitete in psychiatrischen Kliniken, war in der Aus- und Fortbildung tätig und bekam schließlich eine Professur für Rhythmische Erziehung in Rom. Sie versuchte, die Zusammenhänge von → Motorik, geistigen Fähigkeiten und → psychischen Vorgängen zu verschriftlichen. Ihren Erziehungsansatz stellte sie unabhängig von musikbezogenen Zielsetzungen dar. Die Begriffe „Psychomotorik", „psychomotorische Erziehung" und „psychomotorische Heilerziehung" traten bei ihr zum ersten Mal im deutschsprachigen Raum auf (Pfeffer 1941). Sie selbst war durch erste psychomotorische Ansätze in Frankreich und Italien inspiriert, die dort bereits in den 1930er Jahren etabliert waren.

Pfeffer orientierte sich an der natürlichen Bewegung des Menschen. Sie kritisierte, dass der Mensch durch Einflüsse der Erziehung (halt dich ruhig), der Eitelkeit (sei graziös), der berufsmäßigen Gewöhnung (eiserne Ruhe der Diplomaten) seiner Ursprünglichkeit beraubt wird und zu einem Schema erstarrt (Pfeffer 1941; Irmischer 1989, 14). Nach Ansicht von Pfeffer wurde dieser Prozess auch durch die institutionalisierte Bewegungserziehung unterstützt und somit der individuelle Bewegungsstil untergraben und durch Schemata oder künstlerische Ziele verändert. Ihre Absicht war es, mittels Musik und vielerlei Materialien (z. B. Reifen, Seile) sowie eines kreativen Umgangs mit diesen, eine ungestörte Bewegungsentwicklung zu ermöglichen. Das Arbeiten und der Umgang mit Alltagsmaterialien waren ihr sehr wichtig, da dies die Kreativität fördert und auch Lernprozesse anregt (Irmischer 1989). Die Kinder sollten zur Eigentätigkeit aufgefordert werden. Pfeffer verfolgte das Ziel, die natürlichen Bewegungsweisen zu unterstützen, ohne direkt einzugreifen. Nach Irmischer hatte Pfeffer einen sehr großen Einfluss auf die Psychomotorik in Deutschland. „Nicht nur mit der Einführung der Begriffe … prägte sie die Psychomotorik in Deutschland, ihre Methodik des Beobachtens der natürlichen Bewegungsweisen der Kinder und des Unterstützens dieser Verhaltensweisen, ohne direkt einzugreifen, ihr ganzheitlicher Zugang, lassen Elemente erkennen, die sich aus unseren gegenwärtigen Arbeitsansätzen nicht mehr fort denken lassen" (Irmischer 1989, 15).

Mimi Scheiblauer (1891–1968), eine Schülerin von Jaques-Dalcroze, arbeitete als Lehrerin für Klavier und → Rhythmik viel mit Kindern mit Behinderungen (Irmischer 1989). Die Schweizerin entwickelte die so genannte Scheiblauer-Rhythmik bzw. orthagogische → Rhythmik als eigene Methode zur Förderung von Kindern mit Behinderungen. Die Wortkonstruktion „Orthagogik" verweist darauf, dass → Rhythmik eine individuell „richtige" und angepasste Methode der Erziehung ist. Die Förderung war grundsätzlich für die Arbeit in Gruppen mit acht- bis zehnjährigen Kindern gedacht. In ihrer → Rhythmik, die sie selbst „heilpädagogische Rhythmik" nannte, entwickelte sie ein Grundprinzip einer elementaren entwicklungsstimmigen Bildungsfähigkeit für Menschen mit und ohne Behinderung, frei von Schablone und Prinzipienreiterei (Neikes 1969). Sie legte Wert auf die Erarbeitung einer persönlichen Arbeitsweise, welche im ständigen Umgang und in Wechselbeziehung mit dem Kind erfolgt. In einer praktischen Übungsstunde ging es zunächst um Anschauung und das Eigenerlebnis. Während der Übungen gehen neue Anregungen vom Kinde aus, die aufgegriffen und angenommen wurden, wenn man kindnah arbeitete. Dies ermöglichte aus ihrer Sicht auch eine ständige, kindnahe Selbsterziehung des Erziehers. Für ihre Arbeit entwickelte Scheiblauer insgesamt zwölf Leitsätze, die ihre Werte bezüglich der Arbeit mit dem Kind verdeutlichen (Neikes 1969). Für Scheiblauer waren besonders die eigene Reflexion und die Achtung des Kindes entscheidend. Die wichtigste Aufgabe stellte für sie das Führen des Kindes zur Freiheit, zum inneren Freisein und zum Selbstwertgefühl dar. Das Kontaktmittel zum Kind bildete dabei das von ihr selbst entwickelte Übungs- bzw. Rhythmikmaterial, welches die kindliche Fantasie anregen sollte (z. B. Holzreifen, Rasselbüchsen, Schlaghölzer, Seile,

Rahmentrommel). Für Scheiblauer war die Bewegung das Primäre, und sie unterschied drei wichtige Bewegungsgrundprinzipien: das Unterbrechen, das Umschalten und das Durchhalten.

Weiterhin entwickelte sie acht verschiedene Übungsarten, die sich dann auch bei Kiphard und Hünnekens wiederfanden:

1. Übungen zur Ordnung,
2. Übungen im freien und beschränkten Raum (Neikes 1969, 47 ff.),
3. Übungen zur Koordination und Synergetik (das Zusammenwirken von Elementen, die innerhalb eines komplexen dynamischen Systems miteinander in Wechselwirkung treten) (Neikes 1969, 55 ff.),
4. Übungen des Unterbrechens, Umschaltens und Durchhaltens (Neikes 1969, 59 ff.),
5. Übungen zum Durchhalten, zu Ausdauer, Sorgfalt und Behutsamkeit (Neikes 1969, 65 ff.),
6. Übungen zur Fantasiebildung und -bereicherung (Neikes 1969, 79 ff.),
7. Übungen zur Bildung sozialer Fähigkeiten – Ein-Ordnen, Über- / Unter-Ordnen (Neikes 1969, 83 ff.) und
8. Übungen zur Begriffsbildung.

Marianne Frostig (1906–1985), eine geborene Österreicherin, die einen Großteil ihres Lebens in den USA verbrachte, hat sowohl im Bereich der → Rhythmik als auch im Bereich der Sinnes- und Bewegungsschulung eine große Bedeutung. Als Lehrerin für → Rhythmik und Bewegungserziehung arbeitete sie mit → psychisch kranken Menschen und mit Regelschülern, ehe sie in Psychologie promovierte und eine Professur an der University of Southern California inne hatte. Sie befasste sich insbesondere mit Lernstörungen und sah eine enge Verbindung bzw. Wechselbeziehung zwischen Lernfähigkeit und Wahrnehmungsfähigkeit. Frostig entwickelte diagnostische Verfahren zur Feststellung von Wahrnehmungs- und / oder Bewegungsbeeinträchtigungen (z. B. Frostigs Entwicklungstest der visuellen Wahrnehmung FEW oder Frostigs Test der → motorischen Entwicklung FTM). Außerdem konzipierte sie Programme zur Förderung von Bewegung und Wahrnehmung (1974, 1975), mit denen die Lernfähigkeit positiv beeinflusst werden konnte. Sie verfolgte durchweg den Gedanken, dass Lernstörungen in Wahrnehmungsstörungen begründet liegen, d. h. dass ein direkter ursächlicher Zusammenhang besteht. Auch wenn heutzutage nicht alle ihre Vorstellungen wissenschaftlich nachweisbar sind, so galt sie als Wegbereiterin für die weitere Forschung auf diesem Gebiet. Marianne Frostig war sowohl in den USA als auch in Deutschland erfolgreich, und noch heute gibt es ein Frostig Center in Pasadena (Kalifornien) und eine Frostig-Gesellschaft in Würzburg (Bayern) (Kiphard 1989).

Sinnes- und Bewegungsschulung

Als Vertreter der Sinnes- und Bewegungsschulung werden insbesondere Itard, Seguin, Montessori, Lesemann, Bartsch und Löwnau hervorgehoben. Alle waren im → heilpädagogischen Feld tätig bzw. haben mit heutiger heil- und sonderpädagogischer → Klientel gearbeitet.

Jean Marc Gaspard Itard (1774–1838) studierte Medizin und war Chefarzt des kaiserlichen Taubstummeninternats in Paris. Der Franzose wurde vor allem durch die Erziehung des → Wolfskindes Victor von Averyon bekannt und gilt als Begründer der → Heilpädagogik. Für ihn stand die Förderung der Sinne im Mittelpunkt (Irmischer 1989). Er entwickelte ein System der Sinnesschulung, welches die Grundlage für weitere Erziehung sein sollte. Weitere wichtige → Entwicklungsbereiche waren für ihn der Intellekt und die → affektiven Fähigkeiten (Thesing 2001). Itard entwickelte das Förderprinzip der „Stimulation isolierter Sinne" (d. h. die Förderung bzw. Anregung einzelner Sinne anstelle einer gleichzeitigen Anregung mehrerer Sinne). Dass der Mensch zu seiner Entwicklung der Erziehung bedarf und nicht jeder „Defekt" angeboren ist, wollte Itard beweisen und stellte sich somit gegen eine zu dieser Zeit vorherrschende medizinisch-psychiatrische Sichtweise von Behinderung (Eggert et al. 2007). Die Debatte, ob Entwicklungsbeeinträchtigungen „angeboren" und damit stabil oder ob sie „umweltbedingt" und damit veränderbar sind, besteht zum Teil noch heute. Von Kiphard wurde einerseits der Gedanke der Entwicklungsförderung durch Erziehung und andererseits speziell der Einbezug der Sinne für die psychomotorische Förderung übernommen.

Edouard Seguin (1812–1880) war ein französischer Pädagoge und Mediziner. Als Schüler von Itard griff er dessen Methoden auf und ergänzte bzw. verfeinerte diese. Seguin wies auf die Bedeutung einer differenzierten Sinnes- und Bewegungserziehung als Grundlage der individuellen Entwicklung hin. Als Voraussetzung für eine gezielte Förderung verlangte er die Analyse psychologischer und physiologischer

Voraussetzungen der Patienten und wurde damit zu einem Wegbereiter der Diagnostik. Er entwickelte abgestufte Übungen zur Entwicklung der → Motorik und trainierte die Sinneswahrnehmungen. Hierzu erfand er eigene Materialien, z. B. Formenbretter und die Balancierschaukel. Seguin sah in Itard den Begründer seines Konzeptes der „Physiologischen Erziehung" (Irmischer 1989). Dieses differenzierte Konzept einer Persönlichkeitsbildung umfasste fünf Bereiche:

1. Persönlichkeitsaspekt,
   - Sinnlichkeit
   - Geist
   - Moral
2. Lebensäußerungen,
   - sinnliche Dimension äußert sich in Aktivität (Psychomotorik)
   - geistige Dimension äußert sich in der Intelligenz
   - moralische Dimension äußert sich im Willen
3. Ausdrucksformen der Lebensäußerungen,
   - Aktivität zeigt sich in → Motilität und
   - Aktivität zeigt sich in → Sensibilität
4. Erziehungsbereiche,
   - Motilität bezieht sich auf Muskelerziehung
   - Sensibilität bezieht sich auf die Erziehung der Sinne
   - Intelligenz zieht eine Erziehung des Intellekts nach sich
   - Persönlichkeitserziehung ist eine Folge des Willens
5. Erziehungsziele,
   - Muskelerziehung und Erziehung der Sinne zielt auf ein Erfassen der realen Welt ab
   - Erziehung des Intellekts hat das Erfassen der abstrakten Welt als Ziel
   - Selbstentfaltung und Vergesellschaftung ist die Folge der Persönlichkeitserziehung

Mit der Begründung der „Physiologischen Erziehung" nach Seguin wurden wesentliche Voraussetzungen geschaffen, welche in der Psychomotorik auch heute wiederzufinden sind (Irmischer 1989).

Maria Montessori (1870–1952), die Naturwissenschaften und Medizin studierte, arbeitete in einer psychiatrischen Klinik und übernahm später die Leitung eines Kinderhauses, in welchem sie mit behinderten und nicht behinderten Kindern arbeitete. Sie entwickelte eine eigene

Methode zur Unterrichtung von Kindern mit Behinderung, welche sie später auf Kinder ohne Behinderung übertrug. Die Italienerin stellte die Erziehung der Sinne und der Bewegung in den Vordergrund. Aus ihrer Sicht ist die Erfahrung und nicht das Gedächtnis für die Erziehung entscheidend. Montessori übernahm Sinnesmaterial von Seguin und entwickelte es weiter (Irmischer 1989). Das systematisch aufgebaute Arbeits- und Trainingsmaterial sollte dazu dienen, dass ein Kind eigenständig mit ihm hantieren kann und dass es seine Leistungen selbst überprüfen kann. Montessori legte viel Wert auf Selbsttätigkeit und Selbstlernen. „Ihre Vorstellung war, dass Kinder selbst genügend Kraft und Interesse besitzen, sich mit ihrer Welt konstruktiv auseinanderzusetzen und selbstständig und selbsttätig zu lernen, ohne die leitende und eingreifende Hand des Erwachsenen zu benötigen" (Thesing 2001, 149). Montessori lehnte das kindliche (spontane) Spiel als unnütze Tätigkeit ab. Sie ging davon aus, dass ein Kind sich ohne Hilfe Erwachsener genügend konzentrieren und zu Lernerfolgen kommen kann, wenn es sich für einen Gegenstand, eine Sache, interessiert. Der Pädagoge sollte in ihrem Verständnis Assistent, Beobachter und Helfer des Kindes sein. Nach Montessori vollzieht sich die Reifung des Menschen nach bestimmten Reifegesetzen, und die Entwicklung erfolgt nach so genannten „sensiblen Perioden", in denen es bestimmte Fähigkeiten besonders gut erlernt. Für jede dieser Stufen braucht das Kind eine spezifisch vorbereitete Umgebung, um seine Fähigkeiten entwickeln zu können (Thesing 2001). Für die Entwicklung der psychomotorischen Förderung waren insbesondere Montessoris Ideen des Sammelns von Sinnes- und Bewegungserfahrungen über Materialien und Personen sehr bedeutend. Außerdem wurde der Gedanke der „Selbsttätigkeit" für eine psychomotorische Förderung mit aufgegriffen, d. h., dass Menschen eigeninitiativ handeln, tätig sind und darüber lernen können.

Karl Bartsch (19. / 20. Jh.) entwickelte die sogenannten „geistig-orthopädischen Übungen" (1927). Er vermutete, dass sogenannte Störungen der → psychischen Funktionen (z. B. Aufmerksamkeit, Merkfähigkeit, Kombinationsfähigkeit) die Ursache dafür darstellen, dass Schüler versagen und nicht erfolgreich am Unterricht teilnehmen können. Bartsch übernahm Ideen von Montessori, so z. B. das Prinzip der Selbstständigkeit und Selbsttätigkeit. Er wollte, im Gegensatz zu Montessori, dem Kind genügend Raum für kindliche Fantasie und das Ausleben im Spiel geben (Irmischer 1989). Bartsch zeigte in seinem Buch „Geistig orthopädische Übungen" viele praktische Anwendungen, welche er nach seinem Material gliedert, und nützliche Tipps für deren Umsetzung. Er betonte, dass der Lehrer sich auf die Kinder einstellen soll, auch wenn seine Übungen sehr funktional sind und einem strengen Ordnungs-rahmen unterliegen (Irmischer 1989). Sein Ziel war es, durch systema-tische Behandlung der vorliegenden Störungen mittels Übungen, einen Ausgleich zu schaffen. Dazu entwickelte er Hauptübungen, Ergän-zungsübungen und Abschlussübungen, die während eines Schuljahres stets wiederholt wurden. Inhalte der Übungen sind z. b. räumliche Be-griffe / Präpositionen (z. B. oben, unten, darunter, durch, …), Zahlenver-ständnis, Aufmerksamkeitsförderung, Tastempfinden, Gehörschulung, visuelle Wahrnehmung, Gedächtnistraining, Beobachtungsschulung und Lesenlernen (Bartsch 1927). Zu allen Bereichen hat er ein umfang-reiches Praxis-Repertoire zusammengestellt, welches Kiphard in seine Überlegungen einbezog.

Gustav Lesemann (19./20. Jh.) erarbeitete 1925 entwicklungsorien-tierte Hilfen in seinem Buch „Lebendige Krücken". Diese Übungen waren kindgemäßer und individueller im Vergleich zu denen von Bartsch. Er betonte, dass die Übungen abwechslungsreich und moti-vierend vermittelt werden sollten (Irmischer 1989). Bereits damals wies Lesemann darauf hin, dass Schüler mit → motorischen Schwächen oft nicht die Voraussetzungen mitbringen, um die Kulturtechniken wie Lesen, Schreiben und Rechnen zu erlernen. Er sah es als erwiesen an, dass die → motorischen Schwächen von beeinträchtigten Kindern ihre Entwicklung insgesamt behindern, und er forderte daher eine intensive Förderung mit dem Ziel einer ganzheitlichen Erziehung (Irmischer 1989). Das Wort „lebendig" im Titel seines Buches steht für → Indivi-dualisierung anstelle → Generalisierung. Zum Verständnis: unter „toten Krücken" fallen alle allgemein gültigen Maßnahmen, die unabhängig von einer Person sind (z. B. ein Stock als Gehhilfe). Hingegen meint „lebendige Krücken" eine individuelle Abstimmung der Hilfen auf eine Person (z. B. durch gezielte, individuelle Bewegungsübungen). Störun-gen der Koordination konnten für Lesemann → sensorisch, → moto-risch oder intrapsychisch bedingt sein, wobei dann Körper und Seele nicht in gewohnter Weise zusammenwirken. Seine zahlreichen geis-tig-orthopädischen Übungen beziehen sich auf → Motorik, Gedächt-nis, Aufmerksamkeit und → Emotion (Lesemann 1963). „Die vielen praktischen Beispiele und Übungen, die Lesemann vorstellt, nehmen zahlreiche Ideen voraus, die Kiphard in seinen späteren Werken ver-öffentlichte" (Irmischer 1989, 12).

Heinz Löwnau (20. Jh.) brachte den speziellen Aspekt der Verhaltens-
beeinflussung im Rahmen einer Bewegungserziehung ein (1961). Er war
Kinder- und Jugendpsychiater und beobachtete, dass sich gehemmte,
ängstliche, unruhige, triebhafte Kinder nicht in Spiele einordnen können,
dass sie schnell frustriert sind und sich → motorisch abreagieren. Aufgrund dessen erachtete er sportliche und musische Erziehungsformen als
besonders günstig: „über die → Motorik werden zugleich seelische Bereiche angesprochen und → emotionale Gestimmtheiten hervorgerufen,
welche das Kind in besonderem Maße beeinflußbar machen" (Löwnau
zit. nach Irmischer 1989, 16). Er verfolgte die Annahme, dass Kinder mit
o. g. Verhaltensstörungen im Rahmen einer Bewegungserziehung Ein-
sichtsvermögen und Willensbereitschaft zeigen können, da diese indirekt
abverlangt werden. Für Löwnau bietet „Leibeserziehung als heilpädagogische Maßnahme" folgende Möglichkeiten (Irmischer 1989):

- Entladungsmöglichkeiten für → affektive Spannungen,
- Ausdrucksmöglichkeiten für das Lebensgefühl,
- Steigerung der Erlebnisbereitschaft,
- Förderung von Initiative und Kontaktfähigkeit,
- Zunahme von Umweltoffenheit.

Nach Irmischer kann es als Löwnaus Leistung angesehen werden, „die
Bewegungserziehung beeinträchtigter Kinder um den therapeutischen
Zugang bereichert zu haben" (1989, 16), was wiederum Kiphard in sei-
nen späteren Ausführungen aufgegriffen hat.

> **Merksatz**
>
> **Der Verdienst Kiphard's ist es, die vielfältigen Ursprünge der Psy-
> chomotorik und die unterschiedlichen Anregungen zusammenge-
> führt, integriert und neu systematisiert zu haben.**

Tab. 1 zeigt die Ursprünge bzw. bedeutende Vertreter der Ursprünge
psychomotorischer Förderung im Überblick. Die Gedanken dieser ausgewählten Vertreter finden sich in den heute vorliegenden Konzepten
psychomotorischer Förderung (Kap. 4) wieder und werden dort entwe
der direkt oder indirekt herangezogen. Kiphard als Vater der deutschen
Psychomotorik hat sich ausdrücklich auf diese Vertreter bezogen und
ihren Wert für die Psychomotorik hervorgehoben, in dem er das Gedankengut aus der Leibeserziehung / Gymnastik, der → Rhythmik sowie der
Sinnes- und Bewegungsschulung in sein Konzept integriert hat.

Tab. 1: Wurzeln der Psychomotorik

Wurzeln aus der Psychomotorik		
Leibeserziehung / Gymnastik	Rhythmik	Sinnes- und Bewegungsschulung
Delsarte (1811–1871) Wiederentdeckung der Beziehung zwischen körperlichen und seelischen Bewegungen	**Dalcroze** (1865–1950) Entwicklung der „rhythmischen Gymnastik", Schule von Hellerau	**Itard** (1774–1838) Bedeutung der Sinnes- und Bewegungserziehung, Wolfskind von Averyon
Mensendieck (1864–1958) Wegbereiterin der Krankengymnastik, „Mensendieckgymnastik"	**Bode** (1881–1970) Schöpfer der „Ausdrucks-Gymnastik", Vater der „rhythmischen Gymnastik"	**Seguin** (1812–1880) Wegbereiter der Diagnostik, Konzept der „Physiologischen Erziehung"
Gindler (1885–1961) Wegbereiterin der „konzentrativen Bewegungstherapie"	**Medau** (1890–1974) schuf heutige Form der deutschen Gymnastik	**Montessori** (1870–1952) Sinnes- und Bewegungsschulung
Gaulhofer (1884–1941) „Natürliches Turnen"	**Feudel** (1881–1966) Bedeutung der Musik als Element der Erziehung, Schulung der Sinnesorgane	**Bartsch** (19./20. Jh.) „Geistig–orthopädische Übungen"
	Pfeffer (1881–1970) „Psychomotorische Erziehung"	**Lesemann** (19./20. Jh.–1973) „Entwicklungsorientierte Hilfen"

	Scheiblauer (1891–1968) „Heilpädagogische Rhythmik"	Löwnau (20. Jh.) Therapeutischer Zugang: „Leibeserziehung als heilpädagogische Maßnahme"
	Frostig (1906–1985) Betonung der Wechselwirkung zwischen Lern- und Wahrnehmungsfähigkeit	

Literatur

Irmischer, T. (1989): Ursprünge.

Seewald, J. (2002): Psychomotorische Vorläufer in der Geschichte der Rhythmus- und Gymnastikbewegung.

3

Theoretische Grundlagen der Psychomotorik – Entwicklungspsychologie und „Theoriebrillen"

Psychomotorik als eigenständiges wissenschaftliches wie auch anwendungsbezogenes Fachgebiet bedient sich für seine theoretische Fundierung in erster Linie übergreifender entwicklungspsychologischer Grundlagen.

Letztere werden in diesem Kapitel im Überblick vorgestellt, ehe anschließend verschiedene theoretische Sichtweisen – sogenannte „Theoriebrillen" (Seewald 1993) – des angewandten Förderkonzeptes „Psychomotorik" dargelegt werden. Beides dient dazu, die in Kapitel 4 vorgestellten Konzepte besser einordnen und verstehen zu können.

Entwicklungspsychologische Grundlagen

Im Alltag stellen sich für jede pädagogische oder/und therapeutische Fachkraft die Fragen: wieso, weshalb und warum sich ein Mensch wie entwickelt.

Merksatz

Es geht darum, Entwicklungsprozesse (besser) zu verstehen und zum Teil auch „vorherzusagen". Das Erkennen von Entwicklungsprozessen bzw. deren Entstehung ist für die Unterstützung bzw. Förderung von Menschen mit und ohne Beeinträchtigungen bedeutend.

Um Entwicklung verstehen zu können, muss man sich mit einer Vielfalt von individuellen Verhaltensweisen und Entwicklungsmöglichkeiten auseinandersetzen. Das heißt, dass jeder Mensch aufgrund seiner speziellen Lebensbedingungen in Familie und Gesellschaft, seinen verschiedenen Interessen und Bedürfnissen einzigartig und somit unterschiedlichen Entwicklungsbedingungen ausgesetzt ist. Ein Ziel theoriebezogener Auseinandersetzung ist es, wiederkehrende Muster zu erkennen, um dann planmäßig zu handeln.

> **Beispiel**
>
> Wenn sich ein Kind im Alter von fünf Jahren ungeschickt zeigt, Schwierigkeiten beim Anziehen, Malen, Hüpfen oder Werfen hat, dann deutet dies auf eine Entwicklungsbeeinträchtigung der → motorischen Funktionen hin, und es kann eine gezielte Bewegungsförderung eingeleitet werden.

Mittels Theorien bzw. theoretischer Modelle zur Entwicklung können solche Muster erkannt, Zusammenhänge hergestellt und Veränderungen für eine positive Entwicklung eingeleitet werden. Baur schlägt vor, entwicklungstheoretische Überlegungen mittels folgender drei Fragen zu beantworten (1994, 28):

- Was verändert sich? Aus einem bestimmten → Entwicklungsbereich (Bewegung, Sprache, → Emotion u.a.) werden Merkmale definiert oder beschrieben, welche im Hinblick auf Veränderungen betrachtet werden. Zum Beispiel können im → Entwicklungsbereich Bewegung die Merkmale Gleichgewicht, Kraft oder Tempo genauer erfasst und Veränderungen festgehalten werden.
- Wie vollzieht sich Entwicklung? Es werden Annahmen in Bezug auf Entwicklungsverläufe formuliert, indem die Veränderungen der Merkmale beschrieben werden. Die Betrachtung kann unter qualitativen oder quantitativen Gesichtspunkten an verschiedenen Zeitpunkten erfolgen. Eine quantitative Betrachtung ist z.B. das Zählen von Sprüngen beim Seilchenspringen, und qualitativ bedeutet in der gleichen Situation eine Beschreibung der Bewegungen beim Seilchenspringen hinsichtlich der Ausführung. Quantitative Forschung rückt eher die Frage in den Vordergrund, ob und um wie viel sich etwas verändert hat, und qualitativ gesehen geht es eher darum, wodurch und was genau sich verändert hat.
- Wodurch kommen Veränderungen zustande? Gefragt wird, welche → endogenen (d.h. vom Individuum selbst kommenden) und/oder → exogenen (d.h. von außen einwirkenden) Faktoren Entwicklungsprozesse steuern bzw. Veränderungen bewirken.

Merksatz

Auch wenn Entwicklung immer als ein Prozess von Veränderung spezifischer Aspekte verstanden wird, so ist es unterschiedlich, wie bzw. wodurch sich die Veränderung erklären lässt.

Erklärungsansätze für Entwicklung

Beispielhaft könnten folgende drei Annahmen die Entwicklung von Menschen erklären (vgl. Flammer 2004):

1. Entwicklung ist eine Abfolge alterstypischer Zustandsbilder: Hier steht die Frage nach Lebensaltersetappen im Mittelpunkt, d.h. die Frage, wann bzw. mit welchem genauen Lebensalter ein Verhalten als „altersgemäß" anzusehen ist. So unterteilt Erikson zum Beispiel den gesamten Lebenszyklus in acht Lebensalter (Erikson 1979). Dieses sind acht kritische Perioden, in denen verschiedenen Bedürfnisse vorherrschen. Wenn der Psychomotoriker z.B. weiß, dass ein Kind im Alter von etwa sechs Jahren ein großes Bedürfnis hat, etwas zu lernen, so können ihm entsprechend selbsttätige und gemeinsame Tätigkeiten angeboten werden. Unabhängig von Theorien bestehen beim Praktiker auch oft die Fragen, in welchem Alter ein Kind welche Fähigkeit erwerben sollte (z.B. laufen, Fahrrad fahren, sprechen etc.). Auch diese alltäglichen Fragen lassen sich diesem Entwicklungsverständnis zuordnen.

2. Entwicklung sind reifungsbedingte Veränderungen: Reifung wird dabei als eine organisch-biologisch gesteuerte Veränderung verstanden. Die Veränderung verläuft in diesem Verständnis biologisch bedingt und vorgegeben optimal vom Kleineren zum Größeren, vom Einfacheren zum Komplexeren, vom Weniger zum Mehr oder vom weniger Guten zum Besseren. So finden i.d.R. beim Menschen zwischen dem sechsten und achten Lebensjahr große Veränderungen im Zentralnervensystem statt, die vermutlich zu plötzlichen großen Entwicklungsfortschritten führen. Ein anderes Beispiel ist das Durchlaufen der Pubertät als eine organisch-biologische Veränderung, die wiederum zu bestimmten Verhaltensweisen beim Jugendlichen führt, die es zu verstehen und zu berücksichtigen gilt.

3. Entwicklung dient der Sozialisation und ist Teil von ihr: Hier wird das Hineinwachsen in eine Kultur mit ihren Institutionen, Normen und Rollen berücksichtigt. Sozialisation meint dabei die institutionellen

Aspekte des Lebenslaufs und die Prozesse der Integration in die gesellschaftlichen Strukturen. Ein Beispiel hinsichtlich der Berücksichtigung kultureller Faktoren wäre die Aufnahme von Kindern mit Migrationshintergrund in psychomotorischen Förderangeboten. Das Verständnis und die Berücksichtigung anderer Lebenseinstellungen und Werte sowie das Vertrautmachen mit eigenen Werten ist sicherlich ein interessantes Thema im Rahmen einer psychomotorischen Förderung. Institutionell bedingte Sozialisationsbedingungen, wie z. B. der Eintritt in die Schule, kann insofern Thema in der psychomotorischen Förderung sein, als dass Kinder bei der Entwicklung der sog. Vorläuferfertigkeiten (z. B. Entwicklung eines mathematischen Verständnisses über Bewegtes Lernen) unterstützt werden.

Nach Montada (2002, 5 f.) lassen sich übergeordnet vier grundlegende Entwicklungskonzeptionen voneinander unterscheiden (s. Tab. 2):

Tab. 2: Entwicklungskonzeptionen nach Montada

	Umwelt	
Person	Aktiv	Passiv
Aktiv	interaktionistisch	strukturgenetisch
Passiv	umweltdeterministisch	biogenetisch

- Person passiv – Umwelt passiv (biogenetische bzw. organismische Organisation; → endogenistische Theorien): Entwicklung findet als natürlicher Wachstums- und Reifungsprozess statt und ist durch genetische Programme gesteuert. Entwicklung erfolgt in Stufen bzw. Phasen entsprechend einem universell gültigen „Programm". → Exogene Einflüsse können fördern oder hemmen, aber die Abfolge nicht ändern.
- Person aktiv – Umwelt passiv (strukturgenetische bzw. → konstruktivistische und → systemische Theorien; Selbstgestaltungstheorien): Eine Person entwickelt sich aufgrund ihrer eigenen Aktivität weiter, d. h., Entwicklung vollzieht sich zielorientiert und erkenntnisbezogen. Die Umwelt kann nicht steuernd eingreifen, liefert aber Anregungen.
- Person passiv – Umwelt aktiv (→ umweltdeterministische bzw. → exogenistische und → mechanistische Theorien): Entwicklung voll-

zieht sich in Abhängigkeit von Umwelteinflüssen. Es wird davon ausgegangen, dass Menschen lebenslang lernen und damit auch lebenslang gefördert werden können. Das Individuum ist von seiner Umwelt abhängig bzw. Entwicklung ist von außen lenkbar, kontrollierbar und beeinflussbar.

- Person aktiv – Umwelt aktiv (→ interaktionistische bzw. handlungstheoretische oder auch → ökologische Theorien): Die Person produziert die eigene Entwicklung, das Handeln vollzieht sich dabei in einer Person-Umwelt-Interaktion; es wird ebenfalls davon ausgegangen, dass Menschen lebenslang lernen und damit auch lebenslang gefördert werden können.

Unabhängig davon, wie man sich entwicklungstheoretischen Fragestellungen annähert und welche Fragen für einen selbst im Vordergrund stehen, liegt allen Überlegungen immer ein Menschenbild zugrunde, auch wenn dies nicht unbedingt von vornherein transparent ist (Haeberlin 1998). Jeder Psychomotoriker hat eine Vorstellung von menschlicher Entwicklung und somit ein Menschenbild. Wichtig ist, dieses für sein praktisches Tun zu erkennen und zu reflektieren, damit das eigene Handeln begründet und zielgerichteter ist. Als Zwischenfazit wird festgehalten:

> Merksatz
>
> **Es gibt keine universelle Theorie der allgemeinen Entwicklung. Es gibt auch keine allgemein akzeptierte, umfassende Theorie der Entwicklung hinsichtlich spezieller Entwicklungsbereiche.**

Demzufolge können Theorien lediglich als Bezugsrahmen gesehen werden, um zeitliche Veränderungen im Verhalten zu beschreiben (Miller 1993).

> Merksatz
>
> **Entwicklungstheorien haben die Aufgabe, Veränderungen im Verhalten zu beschreiben und zu erklären.**

In der Auseinandersetzung mit Theorien ist zu bedenken, dass eine Theorie stets mit einer Reihe von Überzeugungen und Sichtweisen verbunden ist. Dies gilt nicht nur für die Theorie selbst, sondern auch für Praktiker und Wissenschaftler, die eine Theorie vertreten und in Konzepten und Modellen umsetzen. Auch die individuelle Persönlichkeit und Motivation des Wissenschaftlers geben seiner Forschung eine bestimmte Richtung (Miller 1993). Hierzu schreibt Flammer (2004, 12):

> „Theorien, auch Alltagstheorien, leiten nicht nur unsere Erklärungen und Interpretationen, sondern auch unsere Informationssuche und unsere Beobachtungen".

Von daher ist es immer interessant, zu ergründen, in welchem Kontext eine Theorie entstanden ist und für wen oder welches Arbeitsfeld sie demnach Gültigkeit besitzt oder besessen hat. Auch dies ist ein entscheidender Punkt für die Auseinandersetzung mit den psychomotorischen Konzepten in Kap. 4.

Theorie-Praxis-Verbindung

Da sowohl Überlegungen zur Theoriebildung als auch Begründungen des praktischen Handelns in der Psychomotorik stets auf entwicklungspsychologische Grundlagen zurückgreifen, haben sich einige Autoren explizit mit einer Theorie-Praxis-Verknüpfung befasst, so vor allem Eggert/Lütje-Klose 1994, Fischer 1996/2001, Haas 1999, Krus 2004, Philippi-Eisenburger 1991 und Seewald 2007. Die Auseinandersetzung erfolgt dabei entweder konzeptübergeordnet oder aber auf das eigene Konzept psychomotorischer Entwicklungsförderung bezogen. Beide Herangehensweisen dienen einer wissenschaftlichen Fundierung und Begründung der Psychomotorik.

Im Folgenden werden die „Theoriebrillen in der Psychomotorik" (Seewald 1993) vorgestellt, an welchen sich spezielle Praxiskonzepte (vgl. Kap. 4) anlehnen, oder die umgekehrt einzelnen Konzepten zugeordnet werden. Da es keine eigenständige Theorie der Psychomotorik gibt, basieren die theoretischen Vorstellungen stets auf bereits vorhandenen Theorien, so auch insbesondere auf entwicklungspsychologischen Theorien.

Theoriebrillen in der Psychomotorik

In der psychomotorischen Praxeologie (Lehre der Praxis, die auf Erfahrungen beruht) finden sich wesentliche Elemente verschiedener anderer Therapierichtungen (z.B. Ergo- und Physiotherapie, Sporttherapie, Psychotherapie, Erlebnispädagogik u.a.) wieder. Es besteht nun die

Frage, inwieweit die Psychomotorik, die sich auf verschiedene andere Theorien (u. a. aus der Psychologie und Soziologie) und Praxiskonzepte bezieht, dennoch „ein eigenes theoretisches Vorgehen begründen kann und aus welchem professionellen Verständnis sie das begründen will" (Eggert / Lütje-Klose 2005, 150).

Neben Seewald, der den Begriff der „Theoriebrillen" 1993 einführte und auch weiterhin umfangreiche Überlegungen zur Theoriebildung anstellte (1997, 1998, 2000, 2009), befassen sich auch einige andere Autoren mit theoretischen Bezügen zur Psychomotorik. Hervorzuheben sind hier vor allem Eggert (1996), Eggert / Lütje-Klose (2005), Fischer (1996), Hölter (1998), Krus (2004) sowie Schilling (1981), die sich mit Fragen zur theoretischen Begründung von Psychomotorik als Förderkonzept auseinandersetzten.

Als sogenannte „Theoriebrillen" formulierte Seewald (1993) drei idealtypische Richtungen oder Modelle, welche die Unterschiedlichkeit hinsichtlich der Beobachtung und Deutung von Verhalten und letztlich hinsichtlich der Schlussfolgerungen für die Praxis ausmachen.

1. Bewegung als Funktionsgeschehen
2. Bewegung als Strukturierungsleistung
3. Bewegung als Bedeutungsphänomen

Diese wurden später durch Hölter (1998) um

4. Bewegung als soziales Phänomen

und durch Fischer (2001) und Kuhlenkamp (2003) um

5. Bewegung als systemisches Konstrukt

ergänzt. Aktuell finden sich zum Teil neue Bezeichnungen für diese Theoriebrillen wieder, die sich in der Regel auf die Punkte 1. (Bewegung als Funktionsgeschehen = Theorien neuropsychologischer Entwicklung), 2. (Bewegung als Strukturierungsleistung = Theorien der → kognitiven Konzepte), 3. (Bewegung als Bedeutungsphänomen = Theorien der → leiblichen, impliziten und unbewussten Entwicklung) und 5. (Bewegung als → systemisches Konstrukt = Theorien der ökologisch-systemischen Vernetzung) beziehen (Seewald 2007).

Im Folgenden werden die aktuellen Bezeichnungen von Seewald (2007) verwendet und die vier Theoriebrillen im Überblick dargelegt.

> **Merksatz**
>
> Diese vier verschiedenen Richtungen bzw. Modelle haben jeweils einen bestimmten Fokus der Betrachtung von Entwicklung und bieten jeweils Erklärungen für die Entwicklung und / oder das Zustandekommen von Entwicklungsabweichungen.

Die Theoriebrillen sind in Grundgedanken eingebettet, wobei insbesondere theoretische Bezugspunkte, Ursachenverständnis, Menschenbild, Ziele, Methodik, Rollenverständnis, Stärken und Schwächen aufgezeigt werden.

Vorweg sei noch angemerkt, dass diese verschiedenen theoretischen Modelle aufgrund ihres jeweiligen Fokus alle gewissermaßen „einseitig" sind; sie sehen etwas bzw. sie nehmen etwas in den Blick der Beobachtung, „indem sie anderes nicht sehen" bzw. nicht beobachten (Seewald 2007, 44).

> „Jede dieser Sichtweisen … betrachtet den Menschen aus einem ganz speziellen Blickwinkel und vernachlässigt andere bedeutende Sicht- und Betrachtungsweisen" (Richter 2004b, 177).

Demzufolge werden einzelne Theorien einer „allumfassenden Beschreibung des Menschen nicht hinreichend gerecht" (Richter 2004b, 177). Seewald verweist daher auf die notwendige Reflexion in der Auseinandersetzung mit Theorien: „Man sollte deshalb die modellbedingten Einseitigkeiten von Entwicklungstheorien bedenken, wenn man ihnen nicht zum Opfer fallen will" (2007, 44).

Theorien der neuropsychologischen Entwicklung In diesem Modell wird Bezug auf → neuropsychologische Theorien genommen. Die bisher in der Psychomotorik vorliegenden theoretischen Bezugspunkte lehnen sich an Theorien der 1960er und 1970er Jahre an (z. B. Ayres 1984). Neuere Erkenntnisse des Fachgebiets Neuropsychologie müssen nach und nach in die theoretischen Überlegungen einbezogen werden (z. B. Hüther 2006; Roth 2006; Spitzer 2002). Dies steht noch aus. Als Ursache von Entwicklungsbeeinträchtigungen werden neuronal, d. h. im Gehirn und Nervensystem, verursachte Dysfunktionen angesehen (Seewald 1998; Mattner 2001). Das zugrunde liegende Menschenbild sieht den Menschen eher als passives Wesen, das sich ausschließlich mittels äußerer Einflüsse weiterentwickeln kann. Das heißt, dass die Entwicklungskonzeption „Person passiv – Umwelt aktiv", also → exogenistisch ausgerichtet ist. Als Ziel der Behandlung gilt eine „Normalisierung oder Optimierung der neuronalen Prozesse" (Seewald 1998, 154) und damit eine Behebung des → motorischen Defizits, welches als Entwicklungs- beeinträchtigung gesehen wird. Um dieses Ziel zu erreichen, werden gezielte Übungen eingesetzt, die das Zentrale Nervensystem beeinflus- sen sollen (Methodik). Die Rollenverteilung zwischen Psychomotoriker und Klient in der → neuropsychologisch orientierten Psychomotorik ist insofern vorgegeben, als der Psychomotoriker das Geschehen stark vorstrukturiert und anleitet und als Experte gilt. Der Klient folgt, d. h. er macht das, was vorgegeben wird (s. Abb. 1).

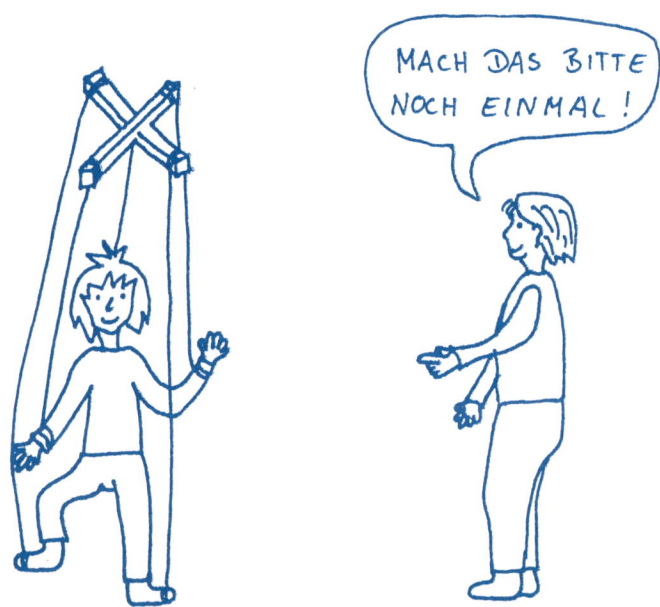

Abb. 1: Neuropsychologische Theorien – Rollenverteilung: Der Psychomotoriker führt und der Klient folgt.

Eine Stärke dieses Modells ist die klare Struktur hinsichtlich des metho- dischen Vorgehens und der Rollenverteilung. Das ermöglicht gerade für Berufseinsteiger eine leichtere Orientierung und größere Handlungs- sicherheit. Als Schwäche wird vor allem die Monokausalität, d. h. eine einseitige Erklärung von Ursache und Wirkung bezüglich der Erklärung von Entwicklung, gesehen und damit die Einseitigkeit dieses Modells.

Theorien der kognitiven Konzepte Theorien der → kognitiven Konzepte und entsprechende theoretische Modelle basieren auf der Auseinandersetzung mit Prozessen, die das Wahrnehmen, Erkennen, Begreifen, Urteilen und Erschließen erklären (Davison et al. 2002). Dieses theoretische Modell ist für psychomotorische Förderkonzepte gut nutzbar und ist in speziellen psychomotorischen Förderkonzepten zahlreich wiederzufinden. Durch neue Handlungserfahrungen, vor allem im Bewegungs- und Wahrnehmungsbereich, sowie durch das Entwickeln von Lösungsstrategien wird Neues gelernt, Wissen verarbeitet und miteinander vernetzt. Derartige → kognitive Informationsverarbeitungsprozesse, die ein Denken und Verstehen beinhalten, sind die Grundlage für den Erwerb neuer Fähigkeiten und Fertigkeiten. Als theoretische Bezugspunkte sind hier insbesondere Piaget (1973), aber auch Axline (1980), Rogers (1973) und Bruner (1983) zu nennen. Die Ursache von Entwicklungsbeeinträchtigungen bilden umweltbedingte oder individuell bedingte Faktoren. So kann beispielsweise eine mangelnde Handlungsplanung auf fehlenden Kompetenzen beruhen (individuell bedingt) oder auf mangelnder Erfahrung basieren (umweltbedingt). Um eine Handlung genau planen zu können, bedarf es zuvor einer genauen Vorstellung des Handlungsablaufs.

Beispiel

Wenn ein Kind noch keine Schleife binden kann, kann es daran liegen, dass seine Bewegungsfähigkeiten der Hände nicht so gut entwickelt sind (individuell bedingt). Es kann aber auch daran liegen, dass noch niemand dem Kind erklärt und gezeigt hat, wie eine Schleife gebunden wird (umweltbedingt).

Die → kognitiven Theorien gehen von einer → Interaktion zwischen Individuum und Umwelt aus (Schilling 1990). Das zugehörige Menschenbild sieht den Menschen als aktives Wesen, das am Aufbau seines Wissens selbsttätig beteiligt ist (Miller 1993). Die Entwicklungskonzeption ist dementsprechend „Person aktiv – Umwelt aktiv", also → interaktionistisch ausgerichtet. Das Kind wird seinem Entwicklungsalter entsprechend „als Konstrukteur seiner Handlungswelt" (Seewald 1998, 155) bzw. als „Produkt der eigenen Entwicklung" (Fischer 2000, 30) angesehen. – Es muss sich handelnd mit seiner Umwelt auseinandersetzen, um seine → kognitiven Strukturen auszudifferenzieren, zu erweitern oder eben zu entwickeln. Ziel einer psychomotorischen Behandlung bzw. Förderung auf der Basis eines → kognitiven Modells ist das Erreichen von eigenständiger Handlungskompetenz als Teil des → Entwicklungsbereichs → Kognition (Seewald 1998). Um dieses Ziel zu erreichen, werden vielfältige Handlungssituationen geschaffen, die es erlauben, individuell neue (Handlungs-) Erfahrungen zu sammeln und die ein Zusammenspiel von Bewegung, Wahrnehmung, Erleben, Denken und Fühlen ermöglichen (Eggert / Lütje-Klose 1994 / 2005) (Methodik).

> **Beispiel**
>
> Um auf das bereits genannte Beispiel zurück zu kommen, könnte das Kind zunächst erlernen, Knoten zu binden; es könnten ihm verschiedene Techniken des Schleifebindens gezeigt werden, die es ausprobiert und für sich entscheidet, welche Technik es übt und festigt, damit es die Kompetenz des Schleifebindens beherrscht.

Die Rollenverteilung in der handlungsorientierten psychomotorischen Förderung gestaltet sich als kooperative Beziehung, in welcher der Psychomotoriker strukturiert und individuell anregend auf die Kinder eingeht (Abb. 2). Die Kinder erfahren so zum einen Sicherheit, und zum anderen bleibt ihnen Raum für das Einbringen eigener Ideen.

Eine Stärke dieses Modells stellen der direkte Einbezug und die Anerkennung der Eigenaktivität des Kindes dar. Durch das Miteinander werden neue Handlungsspielräume sowohl für die Kinder als auch für die Psychomotoriker eröffnet. Als Schwäche werden hier die meist geringe Bedeutung → emotionaler und sozioökologischer Faktoren gesehen (d. h., dass die vielfältigen Wechselbeziehungen des Menschen mit seinen sozialen, biologischen und physischen Umwelten nicht im Detail berücksichtigt werden). Weiterhin wird als Nachteil die Missachtung des subjektiven Sinns der Handlungen des Kindes (s. Theorien der → leiblichen, impliziten und unbewussten Entwicklung) angesehen (Fischer 2000, Seewald 1998).

Theorien der ökologisch-systemischen Vernetzung Dieses Modell bezieht sich auf → systemtheoretische Denkmodelle. Die bisher in der Psychomotorik vorliegenden theoretischen Bezugspunkte hierfür sind vor allem Schriften des Soziologen Niklas Luhmann (1993) und des Psy-

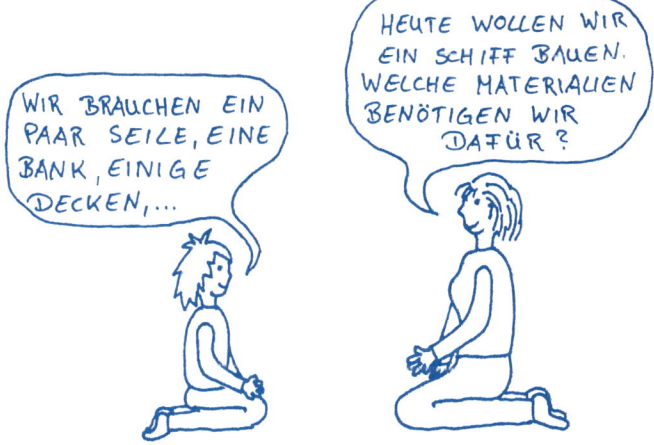

Abb. 2: Kognitive Theorien – Der Klient wird zum Denken und Handeln durch Problemlöseaufgaben angeregt

chologen Uri Bronfenbrenner (1989). Mögliche Ursachen von Entwicklungsbeeinträchtigungen werden hier nicht direkt benannt. Vielmehr wird ein bestimmtes Verständnis von Entwicklungsbeeinträchtigungen betont: Nach Balgo (1998b) liegt eine Beeinträchtigung nur dann vor, wenn es den Außenstehenden nicht gelingt, die Verschiedenheit bzw. „Andersartigkeit" (z. B. ein spezielles Verhalten oder eine geringere geistige Entwicklung) des Kindes zu akzeptieren. Das zugrunde liegende Menschenbild richtet den Fokus also eher auf die das Kind umgebenden (Entwicklungs-) Bedingungen. Dabei ist die Entwicklung des Kindes in seiner aktiven Auseinandersetzung mit der Umwelt entscheidend. Die Entwicklungskonzeption ist hier eher „Person aktiv – Umwelt passiv", also → konstruktivistisch ausgerichtet. Als Ziel der Förderung bzw. des Interventionsprozesses gilt zunächst eine Akzeptanz der individuellen Persönlichkeit des Klienten durch den Psychomotoriker (also Akzeptanz der „Andersartigkeit") und ein Vertrauen in die konstruktiven Potenziale des Klienten (Fischer 2000; Eggert / Wegner-Blesin 2000). Das Kind kann von außen maximal angeregt werden, sein Verhalten zu verändern. Es ist für sich selbst verantwortlich und tritt eigentätig in die Auseinandersetzung mit bedeutsamen Menschen und Faktoren seiner spezifischen Umwelt (Eggert / Wegner-Blesin 2000). Um dieses Ziel zu erreichen, werden Kontexte, die außerhalb des Fördersettings liegen (u. a. Familie, s. Abb. 3), hinsichtlich ihrer Strukturen und Einflüsse auf die Entwicklung des Kindes im Detail betrachtet. In der psychomotorischen Förderung erhält das Kind individuelle Anregungen, welche Verhaltens- und Handlungsalternativen möglich sind.

Beispiel

Traut ein Kind sich nicht zu, auf einen Baum zu klettern, auf einem → Luftkissen zu hüpfen, und wirkt es auch sonst aus der Sicht der Mutter eher ängstlich, unselbstständig und hilflos, so kann in einer psychomotorischen Förderung gemeinsam mit der Mutter und dem Kind das Verhalten beobachtet, Ursachen und Lösungen gesucht werden. Wenn beispielsweise die Mutter ihre Angst um das Kind auf dieses überträgt, und es aufgrund dessen das zuvor beschriebene Verhalten zeigt, so können Anregungen für alternative Handlungen in der psychomotorischen Förderung gegeben und erprobt werden und somit neue Problemlösemöglichkeiten entwickelt werden (Balgo 1998b). (Praxis).

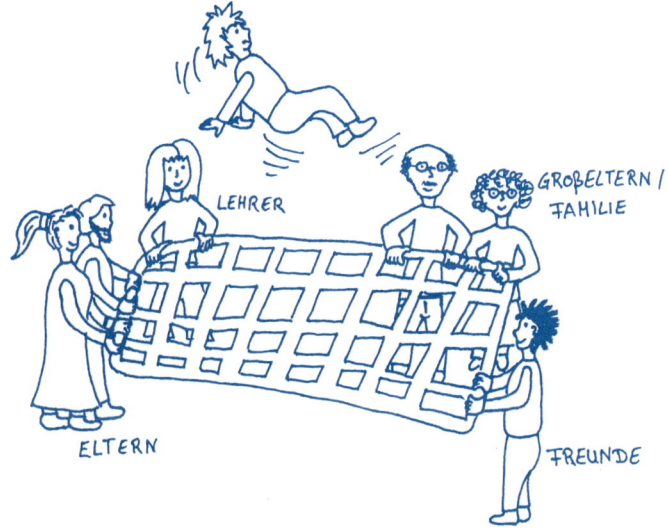

Abb. 3: Theorien ökologisch-systemischer Vernetzung – Es werden verschiedene Kontexte des Individuums in die Förderplanung einbezogen.

Eine Alternative dazu stellt die von Richter (2004a, 2004b) vorgestellte Psychomotorische Familienberatung dar. Diese „berücksichtigt nicht nur die gesamte Familie, sondern bindet sie direkt und mittelbar in die psychomotorische Intervention ein" (Richter / Heitkötter 2006, 4).

Die Rollenverteilung zeichnet sich durch eine Gleichwertigkeit von Psychomotoriker und Kind aus. Der Psychomotoriker agiert unterstützend in der Form, dass er Anregungen gibt und / oder auf Nachfrage handelt.

Eine Stärke dieses Modells ist vor allem die direkte und dialogische Zusammenarbeit mit dem Kind und dessen Bezugssystemen. Als Schwächen werden das ausschließlich kontextuelle Verstehen der Handlungen des Kindes gesehen, d.h., dass das Individuum nicht an erster Stelle steht, sowie die schwierige praktische Umsetzbarkeit aufgrund mangelnder Zeit und hoher Kosten (Fischer 2001; Mattner 2001).

Theorien der leiblichen, impliziten und unbewussten Entwicklung

In diesem Modell liegen die theoretischen Bezüge in psychologischen und tiefenpsychologischen Theorien. Die theoretischen Bezugspunkte sind → phänomenologische Theorien, insbesondere die → Leibphänomenologie (z. B. Merleau-Ponty 1966), Symboltheorie (z. B. Langer 1984; Kegan 1991) sowie psychoanalytische Theorien (z. B. Erikson 1979; Winnicott 1984; Mahler et al. 1984). Als Ursache von Entwicklungsbeeinträchtigungen rückt der biografische Kontext in den Mittelpunkt, wobei die Erforschung der frühen Kindheit bedeutend ist. Es besteht die Annahme, dass bestimmte Lebens- und Beziehungsthemen konflikthaft und / oder traumatisch besetzt sind und bisher nicht angemessen verarbeitet werden konnten (Eckert 2000; Hammer 2004; Kuhlenkamp 2003; Seewald 2007). Das zugrunde liegende Menschenbild sieht den Menschen, welcher auf der Suche nach dem Sinn seines Lebens ist, als → leibbewusst und fähig, über Symbole zu kommunizieren (= symbolisierungsfähig) (Seewald 2007). Der Mensch kann sich demnach über Symbole und seinen Körper ausdrücken (z. B. Hineinversetzen in einen Löwen als Symbol von Stärke).

> „Entwicklung wird gesehen als ein sich erweiternder Prozess, in dem Menschen Sinn vorfinden und Sinn neu schaffen. Sie bringen sich damit gleichsam selbst hervor, d.h., sie gewinnen Identität" (Seewald 2007, 44).

Es werden insbesondere Identitäts- und Beziehungsvariablen betont, was einem „relationalen Menschenbild" entspricht (Seewald 1998, 156).

Das bedeutet, dass der Mensch immer im Kontext und in Beziehung zu anderen Menschen gesehen wird und er sich dadurch entwickelt. Dementsprechend ist die Entwicklungskonzeption „Person aktiv – Umwelt aktiv", also → interaktionistisch ausgerichtet. Das Ziel der Psychomotorikstunden besteht darin, den Menschen zu verstehen (s. Abb. 4), indem der subjektive Sinn seiner Handlungen ergründet wird (Fischer 2000). Dem Klienten wird so z. B. geholfen, seine eigenen Ziele zu formulieren und dementsprechend seinen Weg zu finden und zu gehen (Seewald 2007, 97). Um diese Ziele zu erreichen, werden Räume für symbolische Ausdrucksmöglichkeiten geschaffen, so dass es möglich wird, sich symbolisch und erlebnisorientiert zu artikulieren (Seewald 1998, 155) (Methodik). Wenn ein Kind z. B. wiederholt das Bedürfnis hat, sich ein Haus zu bauen, könnte es nach Geborgenheit suchen. Seewald hebt die Bedeutung von Strukturierungen hervor und nennt folgende Strukturierungsformen, die sich in der Psychomotorik gut variieren lassen: Rituale, Raumgestaltung, Material, Sozialformen, verbale Instruktionen, Geschichten, kreative Medien sowie Ge- und Verbote (2007).

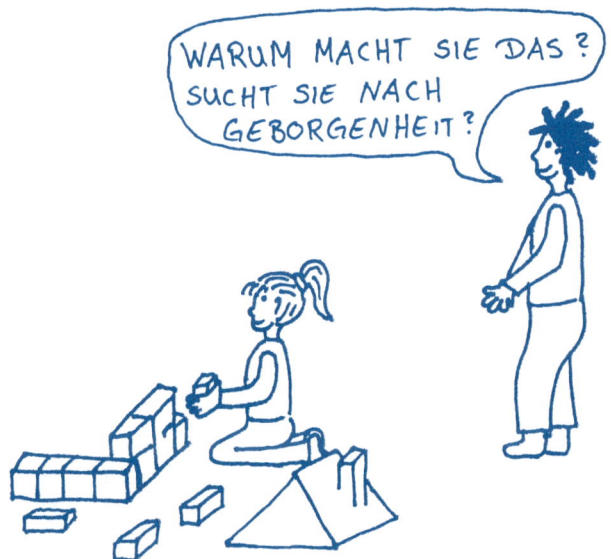

Abb. 4: Theorien der leiblichen Entwicklung – Ergründung des subjektiven Sinns einer Handlung

Eine Rollenverteilung ist insofern vorgegeben, als der Experte das Thema des Menschen erkennt und dementsprechend überlegt, welche „Materialien, Spielrollen, Situationen oder Räume dazu passen" (Fischer 2001, 154). Er gibt themenbezogene Anregungen und stellt sich bei Bedarf als (Spiel-)Partner zur Verfügung. Nach Seewald besteht ein Wechsel der Rollen des Führens und Folgens, und es wird besonderer Wert auf die Beziehungsgestaltung gelegt (1998, 193). Die Stärken dieses Modells sind der direkte Einbezug der Lebensgeschichte des Kindes sowie die „Ausgestaltung der Beziehung zwischen Kind und Therapeut" (Fischer 2001, 154). Als Schwäche bzw. Kritik benennt Seewald, dass ausschließlich nach Verstehbarem gesucht wird und keine Erklärungen stattfinden (2007) sowie gesellschaftliche und historische Bedingungen von Bewegungsverhalten nicht berücksichtigt werden (Seewald 1998).

Literatur

Fischer, K. (2001): Einführung in die Psychomotorik.

Flammer, A. (2004): Entwicklungstheorien. Psychologische Theorien der menschlichen Entwicklung.

Seewald, J. (1993): Entwicklungen in der Psychomotorik.

4

Ausgewählte Praxiskonzepte psychomotorischer Förderung

In diesem Kapitel wird zunächst diskutiert, wann man von einem eigenständigen psychomotorischen Förderkonzept sprechen kann. Anschließend werden ausgewählte psychomotorische Konzepte vorgestellt. „Ausgewählt" deshalb, da es mittlerweile eine Vielzahl von Konzepten für spezielle Arbeitsfelder, Institutionen und / oder → Klientelen gibt, die in diesem Buch nicht allesamt berücksichtigt werden können.

Die hier im Überblick vorgestellten Konzepte sind vorwiegend für Kinder entwickelt worden. Jedoch hat sich gerade in den letzten zehn Jahren das Feld beachtlich erweitert, und es entstanden neue psychomotorische Konzepte für Jugendliche, Erwachsene und alte Menschen (Eckert 2000; Philippi-Eisenburger 1991; Haas 1999; Jessel 2007).

Neben speziellen psychomotorischen Konzepten gibt es eine Vielzahl von praktischen Herangehensweisen, die sich ebenfalls den Namen „Psychomotorik" zu eigen machen. Nach Seewald droht das Feld der Psychomotorik zunehmend „konturlos und unübersichtlich" zu werden. Er stellt berechtigt die Frage, „wann ist ein Ansatz ein Ansatz?" (2009, 1), also wann kann man überhaupt von einem Ansatz bzw. einem psychomotorischen Konzept sprechen? Er hat dazu vier Kriterien aufgestellt, die seines Erachtens einen Ansatz bzw. ein spezielles Konzept in der Psychomotorik auszeichnen. Die vier Hauptkriterien für Seewald (2009) sind:

- Bezug zu Bewegung über entsprechende Theorien,
- diagnostische Abklärung zur Feststellung der Klientenspezifik,
- Ableitung einer Praxeologie, „d.h. eine Anleitung für die Durchführung konkreter Praxisstunden" (2009, 3),
- Evaluation (Bewertung, Beurteilung) und damit Überprüfung der Wirksamkeit.

Diese Kriterien sind in die Liste der folgenden Gesichtspunkte integriert, anhand derer die ausgewählten psychomotorischen Förderkonzepte vorgestellt werden:

- EntwicklerIn und Entwicklungsgeschichte
- Klientel
- theoretische Bezüge
- Bewegungsmodell
- Menschenbild
- Theoriebrille
- Diagnostik
- Ziele
- Durchführungspraxis / Inhalte
- Bedeutung des Spiels
- Evaluation / Wirkung

Psychomotorische Übungsbehandlung (PMÜ)

Das Konzept der „Psychomotorischen Übungsbehandlung" (1960) ist zwischen 1955 und 1960 von Helmut Hünnekens (Oberarzt) und Ernst Jonny Kiphard (Sport- und Bewegungspädagoge) entwickelt worden.

Wie bereits in Kap. 2 erwähnt, war es das erste psychomotorische Konzept in Deutschland. Es entstand an der damaligen Westfälischen Jugendklinik in Gütersloh und wurde ab 1965 in Hamm – am Westfälischen Institut für Jugendpsychiatrie und → Heilpädagogik – weiterentwickelt. Für den klinischen Bereich bestand der Wunsch, „für Kinder, die aus → neurotischer und organischer Ursache heraus entwicklungsgestört sind", eine therapeutische Methode zu entwickeln (Hünnekens / Kiphard 1960, 4). Das besondere Augenmerk galt demnach „Patienten mit einer [→] minimalen frühkindlichen Hirnfunktionsstörung" und den → neurotischen Kindern (Hünnekens / Kiphard 1960 / 1985, 11) (Klientel).

Eine Besonderheit bei der Entwicklung der PMÜ bestand darin, dass nicht – wie üblich – am Anfang die Theorie stand, die dann anhand von Modellvorstellungen in der Praxis erprobt wurde. Hier war zunächst eine erfolgreiche Praxis vorhanden.

Theoretische Bezüge liegen bei diesem Konzept, sicherlich institutionell durch das Arbeitsfeld Kinder- und Jugendklinik bedingt, einerseits im medizinischen Bereich und andererseits, wie in Kap. 2 erwähnt, in der Sinnes- und Bewegungsschulung, der → Rhythmik sowie der Leibeserziehung und Gymnastik (Hünnekens / Kiphard 1960, 17). Vereinzelt sind in der Literatur psychologische Quellen aus der → Tätigkeitstheorie (Leontjew 1973) und der → Körperpsychotherapie (Petzold 1980) sowie Neuropsycho- und -physiologie (Ayres 1984; Remschmidt / Schmidt 1981) wiederzufinden.

Ein Bewegungsmodell wird in dem Buch „Bewegung heilt" zur PMÜ nicht explizit vorgestellt. In späteren Arbeiten von Kiphard wird jedoch deutlich, dass er sich hinsichtlich eines Bewegungsmodells unter anderem an Arbeiten aus der Sportpädagogik (Willimczik / Grosser 1981; Schnabel 1974; Diem 1976; Deimel 1983) orientiert und 1972 mit Eggert zusammen ein Bewegungsmodell aufstellte, welches u. a. die Faktoren Geschwindigkeit, Kraft und visuelle Kontrolle beinhaltet.

Das Menschenbild wird bei der PMÜ zwar indirekt benannt, jedoch theoretisch nur unzureichend ausformuliert. Neben humanistischen Grundprinzipien (z. B. Wahlfreiheit, Selbstbestimmung), welche das praktisch-methodische Vorgehen bestimmen, ist es in seiner hintergrundtheoretischen Legitimation eher als medizinisch-biologistisch anzusehen. Über Letzteres werden vor allem die Ursachen von Entwicklungsbeeinträchtigungen erklärt und eine sich hieraus abzuleitende Praxis begründet (Hünnekens / Kiphard 1960 / 1985, 11 ff.).

Im Hinblick auf die in Kap. 3 vorgestellten Theoriebrillen wird dieses Konzept den „Theorien der neuropsychologischen Entwicklung" zugeordnet.

Zur Erfassung von Entwicklungsstörungen (Diagnostik) dienen neben den klinischen Befunden spezielle → motorische und → sensorische → Testverfahren, die von Kiphard mitentwickelt wurden, z. B. das → Sensomotorische Entwicklungsgitter SEG (1975), der Körperkoordinationstest für Kinder KTK (1974) oder der Trampolinkoordinationstest TKT (1972).

Trotz der medizinisch-biologischen Sichtweise ist ein wesentliches Ziel der PMÜ die Förderung der gesamten Persönlichkeit. Dementsprechend bestand die Annahme, dass „durch Übungen im leiblichen Bereich ein besonders guter und kindgemäßer Zugang zum Psychischen gelingt" (Hünnekens / Kiphard 1960, 4). Dies soll durch eine gezielte Sinnes- und Bewegungsschulung in einer Gruppe (5–10 Personen) erfolgen. Eine Gruppe wird hier als besonders wichtig angesehen, da die sozialen Wechselwirkungen mit entscheidend sind für den Erfolg (Hünnekens / Kiphard 1960 / 1985).

Die Praxis der PMÜ wird bei Hünnekens / Kiphard detailliert bezüglich Gruppenzusammensetzung, Dauer (z. B. bei Gesamtdauer von einem Jahr zweimal wöchentlich 45 Minuten) und für verschiedene Altersgruppen (Kleinkind- und Vorschulalter, Schulalter, Vorpubertät, Jugendalter) sowie hinsichtlich Organisation und Methodik beschrieben. Es wird empfohlen, jede Übungsstunde genauestens und lückenlos vorzubereiten, damit die Kinder nicht sich selbst überlassen sind, auch wenn diese eigenständig aktiv sein können (Hünnekens / Kiphard 1960 / 1985). Weiterhin wird ein Wechselspiel von Bewegung und Ruhe, von Anspannung und Entspannung als wesentlich angesehen. Das sehr umfangreiche Übungsrepertoire ist in vier Hauptgruppen unterteilt, zu denen spezielle Inhalte vorgegeben werden (Hünnekens / Kiphard 1960 / 1985, 34):

- Sinnes- und → Körperschemaübungen (z. B. Aufgaben zum Rennen, Rutschen, Fahren, Springen, Wippen, Fallen, Schwingen, Drehen, Tasten, Hören, Rechts-Links-Unterscheiden, Orientieren im Raum),
- Übungen der Behutsamkeit und Selbstbeherrschung (z. B. Aufgaben, in denen sich leise bewegt wird, in denen behutsam Materialien auf anderen Gegenständen balanciert werden, in denen die Reaktion gefragt ist, in denen sich entspannt wird),
- Rhythmisch-musikalische Übungen (z. B. Aufgaben, bei denen Musik mit Bewegung verbunden, geklatscht und getanzt wird),
- Übungen des Erfindens und Darstellens (z. B. Aufgaben, in denen gebaut wird, in denen etwas hergestellt wird, in denen mit Materialien experimentiert wird, in denen Fortbewegungsarten erprobt und erfunden werden, in denen pantomimisch gearbeitet wird).

Unter Berücksichtigung des Entwicklungsalters, des Fähigkeitsniveaus und der Verhaltensproblematik wird die Behandlung schrittweise aufgebaut. Zu Beginn steht das Bekanntwerden mit den räumlichen, materialen und sozialen Gegebenheiten. Der natürliche Bewegungsdrang, die Funktionslust gilt als Basis allen Tuns. Jede Stunde beinhaltet verschiedene Schwerpunkte, die sich über einen längeren Zeitraum hin wiederholen (Variationen von Stunde zu Stunde). Die Stunden können unterschiedlich von der Struktur (Raum, Zeit, Material) gestaltet sein. In jeder Stunde wird ein Ausgleich zwischen großräumigen, grobmotorischen und mehr konzentrierten, ruhigen Bewegungen geschaffen.

Auch wenn jede Übungsstunde für eine Gruppe im Detail geplant ist, so ist dies nicht für alle Gruppen gleich, und es können spontane Änderungen erfolgen. Der Psychomotoriker stellt sich auf die Kinder ein. Er nimmt ihre Bedürfnisse, Interessen, Nöte, Verzweiflungen und → Emotionen wahr und bezieht diese in die Förderung ein. Es wird situativ gehandelt und gemeinsam Aktivitäten geplant. Die Übungsstunden haben Prozesscharakter, orientieren sich am Fortschreiten der gesamtmotorischen Entwicklung und der positiven Veränderungen im → emotional-sozialen Verhalten der Kinder.

In den Stundentafeln, welche eine Anzahl / Dauer und Art der Übungen beinhalten, wird deutlich, dass abgesehen von der reinen Durchführung der Übungen, diese auch in ein Spielgeschehen (z. B. Indianerspiel) eingebettet werden können (Hünnekens / Kiphard 1960).

Die Wirkweise wird in den folgenden vier Ebenen gesehen, welche dann exemplarisch beschrieben wurden (Hünnekens / Kiphard 1960, 20):

- funktionell (Aktivierung muskulärer Antriebs- und Bremskräfte),
- psychisch (Freude und Stolz über eigene Aktivitäten und Leistungsfähigkeit),
- pädagogisch (das Kind erfährt sich selbst und seine Grenzen) und
- sozial (gegenseitige Orientierungs- und Anpassungsprozesse in der Gruppe).

Auf erste Untersuchungsergebnisse wies Kiphard schon früh hin:

„In einer 1957 bis 1958 entstandenen größeren Arbeit konnte dargelegt werden, daß sich innerhalb eines sechswöchigen Intensivtrainings die motorische Leistungsfähigkeit signifikant verbessern läßt" (Kiphard 1979, 10) (Evaluation).

Klinische Psychomotorische Therapie (KPT)

Das Konzept der „Klinischen Psychomotorischen Therapie" ist eine Weiterentwicklung der von Kiphard / Hünnekens in den 1950er Jahren entwickelten Psychomotorischen Übungsbehandlung durch die Diplompädagogen Horst Göbel und Detlef Panten sowie der Motopädin Birgit Jarosch (Jarosch et al. 1989).

„Klinische Psychomotorische Therapie ist primär indiziert bei Kindern und Jugendlichen mit Teilfunktionsschwächen bzw. -störungen, die sich in Form von grob-, fein- und / oder graphomotorischen (Koordinations-)Störungen" wie auch als → sensorische Integrationsstörungen (Beeinträchtigungen des Zusammenspiels der Sinne) im

Sinne von Entwicklungsdefiziten manifestieren, häufig in oder „mit der Folge → emotionaler Verunsicherung / Neurotisierung oder auch erheblicher Aufmerksamkeitsstörungen und sozialer Integrationsprobleme" sowohl in der Ausprägung als sozial unsicheres Verhalten wie auch als Aggressivität. (Panten / Göbel 2005, 60).

Insofern sind nach der ICD-10-Klassifikation (Internationale Klassifikation der Krankheiten, von der Weltgesundheitsorganisation WHO herausgegeben, http://www.dimdi.de/static/de/klassi/diagnosen/icd10/index.htm, 02.01.2009) vor allem → psychische und Verhaltensstörungen für die psychomotorische Behandlung besonders relevant (Klientel) (Panten / Göbel 2005, 60). Auch in der Adoleszenz und bei jungen Erwachsenen, z. B. bei → psychischen und Verhaltensstörungen durch psychotrope Substanzen (ein Stoff, der die Psyche des Menschen beeinflusst, z. B. Medikamente, Drogen) sowie Persönlichkeits- und Verhaltensstörungen (z. B. Angst, → Neurosen), können sehr unterschiedlich akzentuierte psychomotorische Angebote in Einzel- oder Gruppenmaßnahmen unterstützend wirken (Panten / Göbel 2005, 61).

Allgemeine theoretische Bezüge stammen aus der Sinnes- und Bewegungsschulung sowie aus der Entwicklungspsychologie, Spieltherapie, Bewegungspsychotherapie und Sporttherapie. Ein Entwicklungsmodell wird nicht konkretisiert, sondern angerissen, indem beispielsweise auf Piaget (1973), Löwnau (1961), Axline (1980) und Rogers (1973) als Quellen verwiesen wird. Die Klinische Psychomotorische Therapie liegt im Schnittfeld physio- und psychotherapeutischer Behandlungsmethoden und basiert auf → neurophysiologischen und → neuropsychologischen Grundlagen (Panten / Göbel 2005).

Es wird davon ausgegangen, dass es kein einheitliches Entwicklungskonzept für die Beurteilung von → Motorik gibt, welches größere Verbreitung gefunden hat (Göbel / Panten 2002 in Anlehnung an Michaelis u. a. 1989). Göbel und Panten sehen Retardierungen bzw. Entwicklungsverzögerungen im Bereich der Motorik als Leitsymptom bei → neurologischen und → psychischen Krankheitsbildern. Die Beobachtungskriterien zur Bewegung lehnen sich an → neurologische, medizinische sowie sportmotorische Vorstellungen an (vgl. Schilling 1987; Homburger 1923) (Bewegungsmodell). Für sie sind dabei u. a. folgende Bewegungsmerkmale von Interesse: Koordination, Kraftdosierung, Körpersymmetrie, → Tonus, Gleichgewicht.

Der Mensch wird in diesem Konzept als selbsttätig handelnd gesehen (Menschenbild).

Auch wenn das Konzept im klinischen Bereich entwickelt und angesiedelt ist, so ist es inhaltlich eher handlungs- und kindorientiert ausgerichtet und demzufolge der Theoriebrille der „kognitiven Konzepte"
zuzuordnen.

Eine diagnostische Abklärung erfolgt einerseits mittels medizinisch-
klinischer → Indikation aufgrund fachbereichsübergreifender Diagnostik sowie andererseits mittels einer therapiebegleitenden Prozess-
diagnostik, welche den Entwicklungsverlauf festhält. Göbel und Panten
haben hierzu ein eigenes → Screening, das HamMotScreen (2002), entwickelt. Zur → differentialdiagnostischen Abklärung im weiteren Verlauf werden verschiedene → Tests und / oder → Screenings eingesetzt
(z. B. Körperkoordinationstest für Kinder KTK, Trampolinkörperkoor-
dinationstest TKT, → Graphomotorische Testbatterie).

„Zielsetzung der KPT ist eine Verbesserung psychomotorischer und
sensorischer Integrationsmechanismen…" (Göbel / Panten 1995), wodurch die Handlungsfähigkeit hinsichtlich einer selbstständigen Um-
weltbewältigung angebahnt und gefördert werden soll. Im Vordergrund steht die → psychische Stabilisierung. Mittels Anregungen und
Hilfestellungen zur selbstständigen Bewältigung der Anforderungen
der Umwelt, zur Fähigkeit zum eigenständigen Handeln und Tun und
zur Entwicklung der Persönlichkeit soll das Ziel verwirklicht werden.
Hierbei ist die → Motorik sowohl Ziel als auch Medium zur Förderung
im Rahmen der eingeleiteten Fördermaßnahmen (Jarosch et al. 1989).

Als verschiedene methodische Möglichkeiten werden Spiel, Entspannung, → Rhythmik, Variation und Übung genannt (Jarosch et al. 1989,
160) (Praxis / Inhalte). Die KPT ist grundsätzlich als Gruppentherapie
angelegt, da Kinder gemeinsam mit anderen Kindern anders, teilweise
besser und mehr lernen. Nur in begründeten Ausnahmefällen findet die
KPT als Einzelbehandlung statt. Aufgrund der verschiedenartigen und
unterschiedlich komplexen Störungsbilder ist ein Arbeiten mittels einer
eng umschriebenen Therapie oder Methode nicht möglich und auch
nicht sinnvoll.

> „Je nach individueller Problematik müssen im Zusammenhang mit
> der konkreten Gruppendynamik strukturierte und offene Lern-,
> Handlungs- und Erfahrungsangebote unterschiedlich gewichtet und
> berücksichtigt werden" (Jarosch et al. 1989, 151).

Dieses Vorgehen erfordert einen planmäßigen, flexiblen und kreativen
Einsatz von Methoden, Materialien und Inhalten. Eine große Bedeutung

für einen Therapieerfolg haben der Umgang mit den Kindern, die zwischenmenschlichen Beziehungen sowie das Gestalten von Atmosphäre und der gegebenen Räumlichkeiten (Jarosch et al. 1989, 152 f.). Es ist weniger wichtig, die Kinder mit viel Material zu überhäufen, sondern eher mit wenig Materialaufwand den Umfang der Situation schrittweise zu steigern und letztlich Neues zu entwickeln.

Beispiel

So bietet beispielsweise die Arbeit mit einem großen → Luftkissen (LK) vielfältige Erlebnis- und Bewegungsmöglichkeiten. Die Kinder können Länge und Breite des → Luftkissens durch Krabbeln, Rollen, Gehen oder Springen erfahren; sie können Fang-Spiele auf dem LK durchführen und hierfür verschiedene Regeln entsprechend der farblichen Markierungen auf dem LK vereinbaren. Sie können ihre räumliche Vorstellung schulen und sich dabei an den Knöpfen / Punkten des LK orientieren; sie können ihr Gleichgewicht schulen, in dem sie sich beispielsweise auf das luftleere LK legen und dann durch Luftzufuhr allmählich in die Höhe gehoben werden. Auf dem LK kann Material (z. B. Sandsäckchen, Luftballons) hinzugenommen werden, welches dann zum Fangen und Werfen oder zum Balancieren genutzt wird.

An weiteren beispielhaften Beschreibungen der Praxis wird deutlich, dass die Autoren verschiedene Schwerpunkte, Aufgaben und Inhalte in attraktive bzw. spannende Spielgeschehen einbetten. Überdies befürworten sie ein abwechslungsreiches Wiederholen von Anforderungen und streben eine intensive Auseinandersetzung mit unterschiedlichem Material an.

Das Spiel wird als Möglichkeit gesehen, die Schwerpunkte, Ziele, Übungen und Inhalte umzusetzen.

„Das Einbetten … in ein spannendes Spielgeschehen soll zunächst vorrangig die oft im Lernen frustrierten Kinder wieder dazu motivieren, sich mit Anforderungen auseinanderzusetzen und ihnen den Weg zum abstrakten Denken über konkrete, nachvollziehbare Situationsvorgaben zu erleichtern" (Jarosch et al. 1989, 158).

Panten (2000) widmet sich der Bedeutung des Spiels im Besonderen und stellt wesentliche Aspekte für die Psychomotorik heraus. Hinsichtlich des Zwecks schreibt er:

„Bei Spielen steht … nicht ein zu erschaffendes Produkt als Zielsetzung im Vordergrund der Aktivität, dessen Erreichen das Ende der Tätigkeit zur Folge hat; das Spielen selbst ist das in der Handlung bereits implizierte Ziel" (2000, 126).

Aussagen zur Wirkung finden deskriptiv, d.h. beschreibend statt. Der Psychomotoriker beschreibt aus seiner Sicht die Wirkung der KPT; er kann hierzu die Eltern mit einbeziehen. Die Mitarbeit der Eltern trägt einen wesentlich Teil zum Erfolg der psychomotorischen Fördermaßnahme bei (Panten 1980). Die Evaluation der KPT erfolgt über schriftliche Dokumentation und, wie bereits erwähnt, über eine prozessbegleitende Diagnostik.

Handlungsorientierte Mototherapie

Das Konzept der → Mototherapie von dem Psychologen Friedhelm Schilling „hat sich geschichtlich aus der psychomotorischen Übungsbehandlung entwickelt und bedeutet die Anwendung motologischen Wissens auf Probleme im Gesundheitswesen" (1986, 59). Als Motologie wird die Lehre über den Zusammenhang zwischen Bewegung und Psyche bezeichnet.

Das Konzept ist für Kinder und Jugendliche entwickelt worden, die aufgrund einer frühkindlichen Hirnschädigung Entwicklungsbeeinträchtigungen und / oder Verhaltensauffälligkeiten zeigen (Klientel).

Dem „mototherapeutischen Ansatz liegt eine Entwicklungstheorie zugrunde, die menschliche Handlungsfähigkeit und Kommunikationsfähigkeit in den Vordergrund stellt. Diese Entwicklungstheorie … versucht, Differenzierungsprozesse zwischen Reifen, Wachsen und Lernen als umfassende → adaptive biologische Aneignungsprozesse zu verstehen" (Schilling 1986, 61).

Entwicklung vollzieht sich demnach über die Interaktion des Individuums mit der Umwelt. Als Quellen dienen hier Piaget (1973), von Weizsäcker (1996) und Leontjew (1973).

Ein Bewegungsmodell wird von Schilling nicht im Detail beschrieben. Er entwickelte ein sogenanntes → Adaptionsmodell, welches auf die Bedeutung von Bewegungs- und Wahrnehmungsmustern hinsichtlich des Erwerbs von Handlungsfähigkeit eingeht. Weiterhin wird in

Schillings Ausführungen deutlich, dass (Bewegungs-)Störungen immer mit Störungen in anderen Persönlichkeitsbereichen verknüpft sind, d. h., dass sich → motorische Beeinträchtigungen auf den → emotionalen und/oder sozialen Bereich auswirken, als sogenannte Sekundärstörungen (Schilling 1986).

Die hinzugezogenen Theorien aus der Entwicklungspsychologie betrachten den Menschen als aktives Wesen, welches sich eigenaktiv handelnd mit seiner Umwelt auseinandersetzt, um sich zu entwickeln (Menschenbild).

Aufgrund der Bezugstheorien ist das Konzept von Schilling in großen Teilen der Theoriebrille der „kognitiven Konzepte" zuzuordnen.

Die diagnostische Abklärung erfolgt zum einen durch einen Arzt und zum anderen durch einen Motologen, der mehrdimensionale → motodiagnostische Erhebungen durchführt. Schilling hat selbst verschiedene → motodiagnostische Verfahren entwickelt (z. B. den Körperkoordinationstest für Kinder KTK 1974 oder den Punktiertest für Kinder PTK 2009). Weiterhin hat Schilling ein eigenes → motodiagnostisches Konzept entworfen (2002): Für ihn hat → Motodiagnostik „Prozesscharakter und ist selbst dynamisch angelegt, das heißt, alle Ergebnisse und Bewertungen haben vorläufigen Charakter, sind als → Hypothesen angelegt und müssen im Laufe der Förderung immer wieder neu überprüft und verändert werden" (2002, 54). Er stellt dabei vier verschiedene Untersuchungsebenen heraus, deren Ergebnisse die Grundlage für eine individuelle psychomotorische Maßnahme sind:

- die funktionale Ebene (ärztliche Diagnostik),
- die Leistungsebene (Anpassungsverhalten auf soziale Anforderungen),
- die Verhaltensebene (→ Emotionalität und Kommunikationsfähigkeit) und
- die intentionale Ebene (Interessen, Bedürfnisse und Werthaltungen).

Ziele der → Mototherapie sind die Behandlung von „Auffälligkeiten, Retardierungen und Störungen im psychomotorischen Leistungs- und Verhaltensbereich" (Schilling 1986, 59). Als konkrete mögliche Ziele werden von Schilling genannt: Abbau der primären Symptomatik (motorische Störung), Verbesserung und Veränderung der psychomotorischen Leistungsstruktur und Veränderungen in der Einstellung gegenüber der eigenen Verhaltensproblematik. Je nach → Indikationsstellung sind diese Ziele unterschiedlich gewichtet.

„Inhalte und Methodik richten sich nach den individuellen Stör-
bildern" (Schilling 1986, 59) (Durchführungspraxis / Inhalte) und lassen sich aus einer mehrdimensionalen und differenzierten Diagnostik
ableiten. Mögliche Inhalte sind z. B. Entwicklung der Wahrnehmung,
des → Körperschemas, der Augen-Hand-Koordination, der → Lateralisation oder der → Graphomotorik. Das Behandlungsprogramm, welches für Gruppen (3–8 Kinder) angelegt ist, entwickelt sich erst im Verlauf der Therapie. Wichtig ist, dass zu Therapiebeginn die Fähigkeiten
angesprochen werden, „die der Patient besonders gut beherrscht und
die ihm Freude machen" (66). Zur erlebnisorientierten Informations-
verarbeitung werden Variationen hinsichtlich Licht, Farbe, Musik, Ge-
räusche oder Material empfohlen. Die Therapie insgesamt soll abwechs-
lungsreiche und motivierende Bewegungssituationen bereit stellen, die
entwicklungs- und problemorientiert sind.

Zur Bedeutung des Spiels finden sich keine konkreten Ausführungen. Spiel kann hier als mögliche Methode zur Umsetzung der Ziele
gesehen werden.

Evaluation im Sinne von Erfolgskontrolle wird von Schilling als
notwendig erachtet, um weiter zielgerichtet planen zu können und sich
selbst zu reflektieren. Es wird dazu eine Dokumentation und Nach-
bereitung der Einheiten empfohlen (Schilling 1986). Allerdings fehlen
bislang Wirksamkeitsnachweise in Form von Wirksamkeitsstudien.

Kindzentrierte Psychomotorische Therapie

Das ursprüngliche Konzept der „Kindzentrierten Mototherapie" wurde
von dem Psychologen Meinhart Volkamer und der Pädagogin Renate
Zimmer entwickelt (1986). Eine Weiterentwicklung des Konzeptes zur
„Kindzentrierten Psychomotorischen Therapie" erfolgte seitdem durch
Zimmer.

Die Klientel sind Kinder im Alter von 4–10 Jahren „mit Verhaltensauffälligkeiten (gehemmte, übervorsichtige, aggressive, hyperaktive
Kinder)" (Volkamer / Zimmer 1986, 52).

Das Konzept wird als nicht-direktiv und kindzentriert beschrieben.
Theoretische Anknüpfungspunkte bzw. Bezüge sind die nicht-direktive
Spieltherapie (Axline 1980) sowie die klientenzentrierte Gesprächstherapie (Rogers 1973). Außerdem nehmen Volkamer und Zimmer Bezug
auf die → Selbstkonzeptforschung (Neubauer 1976; Filipp 1979) und
stellen in diesem Rahmen die Auseinandersetzung mit dem eigenen Kör-

per in den Vordergrund. Sie schreiben, dass ihr dargestelltes Therapie-
konzept „eine bestimmte Art des Therapeutenverhaltens beschreibt, das
nicht notwendigerweise an das Medium Bewegung geknüpft ist" (Volkamer / Zimmer 1986, 58). Das heißt jedoch nicht, dass auf Bewegung
verzichtet wird. Im Gegenteil: Bewegung wird in diesem Konzept als
optimales Medium gesehen, das den Zugang zum Kind erleichtert und
dem Kind die Möglichkeit gibt, sich – durch Bewegung – als → selbstwirksam zu erleben. Die Bedeutung von Bewegung für die kindliche
Entwicklung wird explizit hervorgehoben, auch wenn in dem Konzept
kein Bewegungsmodell vorgestellt wird. Zimmer und Volkamer (1984)
haben für die Diagnostik → motorischer Fähigkeiten den Motoriktest
für 4–6-Jährige (MOT4–6) entwickelt. Im MOT 4–6 werden einzelne → motorische Dimensionen (z.B. feinmotorische Geschicklich-
keit, Gleichgewichtsvermögen, Sprungkraft) benannt. Die Ursprünge
liegen hier vor allem in der Sportpädagogik. Derzeit wird dieser → Test
überarbeitet und ausgeweitet für eine Altersspanne bis acht Jahre. In
der Weiterentwicklung des Konzeptes durch Zimmer (1999) wird eine
mehrdimensionale Diagnostik befürwortet, welche sich „sowohl auf
das Bewegungsverhalten des Kindes, als auch auf seine → emotionale
Befindlichkeit, sein soziales Verhalten, seine Bedürfnisse und Interessen
und seine gesamte Lern- und Lebenssituation" bezieht (Zimmer 1999,
94). Sie schlägt dazu den Einsatz verschiedener Methoden und Verfahren für eine „psychomotorische Entwicklungsdiagnostik" vor (z.B.
Beobachtung, → Test) (Zimmer 1999, 106). Möglichst sollten dabei
„Pädagoge und Diagnostiker eine personale Einheit bilden" (Zimmer
1999, 128), d.h., dass die Person, die diagnostiziert, auch fördert.

Der Mensch wird als eigenaktives Wesen, als „aktiver Gestalter seiner
Entwicklung" (Zimmer 1999, 28) gesehen, der durch die Umwelt angeregt wird (Menschenbild). Zimmer ordnet dem Konzept ein huma-
nistisches Menschenbild zu (1999).

Das Konzept der Kindzentrierten Psychomotorischen Therapie wird
aufgrund seiner Theoriebezüge der Theoriebrille der → kognitiven
Konzepte zugeordnet.

Als ein wesentliches Ziel der Kindzentrierten Mototherapie bzw.
Kindzentrierten Psychomotorischen Therapie wird „die Stärkung des
Selbstbewußtseins, und zwar unabhängig von oder trotz körperlicher
und → motorischer Mängel" gesehen, wodurch die kindliche Persönlichkeit gestärkt wird. Die „therapeutische Aufgabe besteht darin, das
Kind selbstbewußt, leistungszuversichtlich und gegebenenfalls unabhängig von der Bewertung durch die soziale Umwelt zu machen"

(Volkamer / Zimmer 1986, 53). „Es geht weniger um eine Verbesserung motorischer Funktionen und den Abbau von Bewegungsbeeinträchtigungen, sondern um eine Veränderung der Selbstwahrnehmung des betroffenen Kindes" (Zimmer 1999, 45).

In der Praxis erfolgt die → mototherapeutische Arbeit in Gruppen (4–10 Kinder). Dabei gelten folgende Prinzipien (Zimmer 1999, 53 ff.):

- „die Entscheidung über die Teilnahme an der Bewegungstherapie liegt beim Kind"
- „die Handlungsimpulse kommen in erster Linie vom Kind, dem Kind wird die Möglichkeit gegeben, selbst aktiv zu werden; Aufforderungen zum Mitmachen gehen von motivierendem Material und erlebnisintensiven Bewegungssituationen aus"
- „Bewertungen der vom Kind gezeigten Handlungen durch den Therapeuten werden soweit wie möglich unterlassen"
- „Grenzen werden nur dort gesetzt, wo sie zum Schutz der Gruppenmitglieder und des Materials notwendig sind und um die Mitverantwortung des Kindes zu verdeutlichen: Verboten sind: das mutwillige Zerstören von Material, aggressives Verhalten gegenüber anderen Kindern"

In dem „Handbuch der Psychomotorik" geht Zimmer (1999) auf Prinzipien der Förderung, Rahmenbedingungen, die Rolle des Psychomotorikers sowie die konkrete Gestaltung der Stunden ein. Die Förderung sollte mindestens einmal wöchentlich für 45–60 Minuten stattfinden. Praktisch kann man sich eine Förderstunde so vorstellen, dass dem Kind verschiedene Bewegungs- und Handlungsangebote offen stehen, so z. B.

- Einstiegsspiele (freie Bewegung für ein individuelles Ankommen, z. B. Fangspiele, Aufwärmspiele mit Alltagsmaterial),
- themenspezifische Spiele (komplexere Spielhandlungen, die Fantasie und Kreativität anregen, z. B. Baustellen, Kooperationsspiele),
- Gruppenspiele (soziale Beziehungen und Regelverständnis, z. B. jemanden blind führen, Kinder auf einem Schwungtuch transportieren, eine „Auto-Waschanlage" bauen und durchlaufen) und
- Entspannung (zur Ruhe kommen, z. B. Säckchen auf dem Körper spüren, Entspannungsgeschichte).

Abgesehen von den zur Verfügung gestellten Ideen und Materialien ist dem Psychomotoriker die Entwicklung eines positiven → Selbstkonzeptes wichtig. Dies wird u. a. dadurch unterstützt, dass dem Kind seine Stärken bewusst gemacht werden, dass das Kind sich selbst wirksam erleben kann, dass seine Eigenaktivität gefördert wird, dass Hilfe erst auf Nachfrage erfolgt und dass das Kind wertgeschätzt wird.

In der späteren Erweiterung des Konzeptes durch Zimmer wird dem Spiel und dessen Bedeutung für die Psychomotorik besondere Aufmerksamkeit geschenkt. Das Spiel dient den Kindern „als Medium der Äußerung und – unbewußten – Bearbeitung von Konflikten" (Zimmer 1999, 83). Kinder geben dem Spiel einen eigenen Sinn, sodass sie Vergangenes und Erlebtes aufarbeiten können. Zu berücksichtigende Merkmale für das Spiel in der Psychomotorik sind z. B. individuelle Sinngebung, Bedeutungsoffenheit und Freiwilligkeit.

Beispiel

So kann sich z. B. ein Kind mit Sprachbeeinträchtigung im Spiel in der Rolle eines Dracula ohne Weiteres verständigen. Anstatt deutlich zu sprechen, kann es sich hier anders ausdrücken, z. B. durch schreien oder durch Körperhaltungen und Gestik. Sonst auftretende kommunikative Probleme können vermieden und neue Erfahrungen gesammelt werden.

Eine Evaluation der Förderung schlägt Zimmer nach einem halben bis einem Jahr vor. „Hierzu können die Beobachtungsergebnisse, die Testergebnisse und auch die Aussagen der Eltern über den Entwicklungsfortschritt des Kindes herangezogen werden" (Zimmer 1999, 128). Zimmer thematisiert die Notwendigkeit einer Überprüfung der Wirksamkeit psychomotorischer Fördermaßnahmen, wobei sie gleichzeitig die Schwierigkeiten der Evaluation herausstellt. Die Notwendigkeit ergibt sich dabei aus dem Bedürfnis des Nachweises der Effektivität psychomotorischer Förderung. Schwierigkeiten bestehen vor allem darin, dass die Komplexität der Wirkung sehr schwer zu untersuchen und nachzuweisen ist. Beispielhaft stellt Zimmer Untersuchungen zur → motorischen Entwicklung vor, wobei in diesen Untersuchungen → Tests als Überprüfungsinstrument eingesetzt wurden (Zimmer 1999), welche die Wirkung im → motorischen Bereich, jedoch z. B. nicht die Wirkung im → emotionalen Bereich erfassen.

Sonderpädagogische Psychomotorik

Das Konzept der Sonderpädagogischen Psychomotorik entwickelten der Psychologe Dietrich Eggert und die Lehrerin Birgit Lütje-Klose (1994).
Zielgruppe bzw. Klientel sind insbesondere Kinder in Kindergarten und Schule, „die vorübergehend oder dauernd Lernprobleme in Verbindung mit Wahrnehmungs- und Bewegungsstörungen zeigen" (Eggert / Lütje-Klose 1994 / 2005, 41).
Theoretische Bezüge liegen in der Sinnes- und Bewegungsschulung sowie in der Rhythmik und werden weiterführend in einer entwicklungspsychologischen Begründung (Piaget 1973) und in der → interaktionistischen Ausrichtung (Bruner 1983; Cohn 1975) deutlich. Dabei spielt Bewegung eine große Rolle für den angestrebten Entwicklungsprozess:

> „Lernen durch Bewegung ist in der frühen Kindheit nach übereinstimmender Meinung der Entwicklungspsychologie der hauptsächliche Motor der → kognitiven Entwicklung des Kindes" (Eggert / Lütje-Klose 1994, 21).

Eggert / Lütje-Klose schreiben zu der Bedeutung von Bewegung:

> „Über äußere Aktivitäten (Bewegungsförderung) kann die innere Persönlichkeitsentwicklung wirkungsvoll und sinnvoll so beeinflusst werden, daß Kinder in der Auseinandersetzung mit ihrer dinglichen und personalen Umwelt handlungsfähiger werden – dies ist eine der Überzeugungen psychomotorischen Denkens" (1994, 22).

Neben diesem Verständnis von Bewegung gehen die Autoren auf verschiedene Modelle zur Entwicklung der → Motorik ein und stellen ein von Eggert / Ratschinski (1993) entwickeltes Strukturmodell zur Entwicklung → motorischer Basiskompetenzen (z. B. Gleichgewicht, Gelenkigkeit, Kraft) vor (Bewegungsmodell). Das Modell dient sowohl der Diagnostik als auch der Förderung. Dies wird in dem Praxismaterial sehr deutlich, in welchem auf der Grundlage des Modells Beobachtungssituationen entwickelt wurden. Im Arbeitsbuch sind Aufgaben und Sequenzen aufgeführt, die nach o.g. → motorischen Basiskompetenzen geordnet sind.
Der Mensch wird als aktives Wesen begriffen, der → selbstwirksam handeln kann (Menschenbild).

Das Konzept ist demnach der Theoriebrille der → kognitiven Konzepte zuzuordnen.

Das diagnostische Vorgehen ist als prozessbegleitende Förderdiagnostik zu verstehen – wobei Eggert und seine Mitarbeiter diese Form der Diagnostik maßgeblich mitgeprägt haben. Für das vorliegende Konzept ist speziell das Diagnostische Inventar → motorischer Basiskompetenzen DMB (Eggert / Ratschinski 1993; Eggert et al. 2008) entwickelt worden. Dadurch, dass sich das entwickelte Modell sowohl in der Diagnostik als auch in den Praxisvorschlägen wiederfindet, wird eine Verbindung von Diagnostik und Förderung erleichtert.

Das Ziel des Konzeptes besteht darin, den Praktikern mit den vorliegenden Materialien zu Theorie und Praxis einen konkreten Ansatz zur Förderung zu geben. Die Autoren verstehen Psychomotorik als „die Förderung der Entwicklung von Kindern durch das Zusammenspiel von Bewegen, Denken, Fühlen und Orientieren im Spiel oder einer anderen bedeutungsvollen sozialen Handlung zusammen mit anderen" (Eggert / Lütje-Klose 1994, 20). Hinsichtlich der praktischen Anwendung versucht dieses Konzept, Bewegung als gestaltendes Moment des Lernens in den gesamten Lern- und Entwicklungsprozess einzubeziehen. Dies geschieht unter anderem durch szenisches und strukturiertes Spiel sowie in einer Alltagsumgebung.

Beispiel

So werden Kinder z.B. vor die Aufgabe gestellt, gemeinsam einen „Fluss" zu überqueren. Sie überlegen zusammen, wie sie diese Aufgabe bewältigen könnten. Sie sprechen sich ab, malen einen Plan und arbeiten zusammen. So lernen die Kinder, spielerisch über Bewegungsangebote miteinander zu sprechen, zu planen und zu handeln.

Neben der Bewegungsförderung sind Beziehungsarbeit (Herstellung und Stabilisierung) und eine Förderung des → Selbstkonzepts sowie Motivationsförderung von großer Bedeutung. Die psychomotorische Förderung findet im Rahmen strukturierter Bewegungshandlungen statt, da diese eine hohe Bedeutung für die Weiterentwicklung → psychischer Prozesse, → kognitiver Strukturen und sozialer Handlungen haben.

„In Kooperation mit dem Pädagogen bzw. Therapeuten sollen die Kinder explorativ [entdeckend, erforschend] die Handlungsabläufe

verändern können und schrittweise zur Reflektion der Handlungsabläufe über strukturierte Gesprächsphasen geführt werden" (Eggert / Lütje-Klose 1994, 119).

Das Spiel dient als Mittel, um Lern- und Entwicklungsprozesse anzuregen. Eggert und Lütje-Klose beziehen sich bezüglich des Verständnisses
von Spiel auf Bruner (1983). Dabei gehen sie auf Ziele, Regeln, Reihen-
folgen, Rollen und die Bedeutung der → Interaktion ein. „Kinder lernen
spielerisch über gemeinsames Handeln, sich aktiv auseinanderzusetzen
und zu interagieren" (Eggert / Lütje-Klose 1994, 32). Das Spiel wird als
ideale Möglichkeit gesehen „die motivierende und an sich anregende
Situation der Bewegung in eine entwicklungsfördernde Struktur um-
zuformen" (Eggert / Lütje-Klose 1994, 32). In der Praxis gestalten sich
die Fördersituationen dann zum Beispiel so, dass die Kinder über Rol-
lenspiele (z.B. Tiere im Dschungel) neue Erfahrungen sammeln und
dadurch u.a. → motorische, sozial-emotionale und / oder → kognitive
Kompetenzen erlangen.

Eggert / Lütje-Klose (1994 / 2005) legen verschiedene Befunde um-
fangreicher empirischer Untersuchungen bzgl. des Zusammenhangs
zwischen → kognitiver, verbaler und sozialer Entwicklung und deren
Bedeutung für die → Motorik dar. Es wird vermutet, dass sich die Förderung der → Motorik auf → kognitive, soziale und → emotionale Bereiche auswirkt. Eggert / Lütje-Klose gehen der Frage der Effektivität
und Wirksamkeit sowie den Grenzen psychomotorischer Förderung
nach, indem sie einerseits verschiedene Studien analysiert und andererseits selbst Studien durchgeführt haben (Eggert / Lütje-Klose 2005).

Systemische Psychomotorik

Erste Gedanken und grundlegende Überlegungen zu einer → systemischen, also das Lebensumfeld und Lebensbedingungen der → Klientel
einbeziehenden Psychomotorik stammen einerseits von dem Diplom-
Pädagogen Winfried Palmowski (1995), dem Lehrer Klaus Fischer
(1996) und dem Psychologen Dietrich Eggert (Eggert / Wegner-Blesin
2000) sowie andererseits von dem Lehrer und Motopäden Rolf Balgo
(Balgo / Voß 1995, Balgo 1998a). Weiterführend haben sich die Diplom-
Pädagoginnen Henriette Schildberg und Sabine Dohmeier (2000) sowie
der Motopäde und Diplom-Psychologe Joseph Richter (2004a) damit
befasst, wie speziell die Familie mit in die psychomotorische Interven-

tion einbezogen werden kann. Die Positionen der Autoren unterscheiden sich insofern, als sie sich zum Teil unterschiedlicher theoretischer Quellen bedienen und dementsprechend jeweils verschiedene Herangehensweisen verfolgen. So wird u. a. eine → systemisch-konstruktivistische Herangehensweise von einer → ökologisch-systemischen Sicht unterschieden. Im Folgenden wird zuerst auf die → systemisch-konstruktivistische Position nach Rolf Balgo (1998a) eingegangen.

Systemisch-konstruktivistische Psychomotorik Im Rahmen der der Auseinandersetzung mit den bereits bestehenden psychomotorischen Konzepten und Theorien zur → neuropsychologischen Entwicklung, zur → kognitiven Entwicklung und zur → leiblichen, impliziten und unbewussten Entwicklung entstand das Konzept von Balgo zur → systemisch-konstruktivistischen Psychomotorik.

Nach Balgo (2009) bedurften die bis dahin bestehenden → kognitiven erklärenden und → leiblichen verstehenden Begründungsmodelle spezifischen Verhaltens (Kap. 3) einer umfassenderen theoretischen Zusammenfügung. Da beide Modelle sehr erkenntnisreich, jedoch nicht ausreichend sind, ist es sinnvoll, die Gedanken der Modelle gemeinsam zu berücksichtigen.

Die theoretischen Bezüge der → systemisch-konstruktivistischen Psychomotorik sind der radikale → Konstruktivismus (von Glasersfeld 1981), der soziale → Konstruktionismus (Gergen / Davis 1985), die Differenztheorie der Gesetze der Form (Spencer-Brown 1969), das → Autopoesis-Konzept (Maturana / Varela 1990), die Kybernetik 2. Ordnung (von Foerster 1993) und die soziologische Systemtheorie (Luhmann 1993). Für Balgo ergibt sich aus dieser Vielfalt der theoretischen Bezüge und deren Inhalten für die Psychomotorik die „Möglichkeit, Symptome oder Probleme nicht mehr als Eigenschaften von Individuen oder sozialen Systemen zu betrachten" (2009). Er spricht vielmehr von einem sogenannten Problemsystem, welches miteinander thematisiert und durch verbale und / oder nonverbale Kommunikation (auf-)gelöst wird. Wenn beispielsweise ein Pädagoge etwas beobachtet und dieses Verhalten als Problem bewertet, so ist dies erst dann von Bedeutung, wenn er es anderen Personen (z. B. Eltern) mitteilt und diese das auch akzeptieren (Balgo 2009). Für Balgo stellt das dynamische Wechselspiel von biologischen, → sensomotorischen (Zusammenwirken von Wahrnehmung und Bewegung), affektlogischen (Zusammenwirken von Fühlen und Denken) und kommunikativ-sozialen Prozessen den Kontext der psychomotorischen Praxis dar (2004). Der Psychomotoriker achtet

also weder allein auf einen einzelnen Aspekt menschlichen Zusammen-
lebens, oder – wenn man so will – menschlichen Seins, noch auf alle
diese Aspekte zusammen, sondern auf das Zusammenwirken, also die
Beziehungen zwischen diesen Aspekten.

Beispiel

Wenn also ein Klient eine Aufmerksamkeitsstörung (→ ADHS) diagnostiziert bekommt, so stellen sich für Balgo u. a. die Fragen: Welches
gezeigte Verhalten wird mit → ADHS bezeichnet? Wer bezeichnet das
Verhalten als → ADHS? Wer sagt, dass das Verhalten → pathologisch
ist? Wer (Eltern, Lehrer, Kind, Mitschüler) geht mit dem Verhalten wie
um? Welche Wirkungen entfalten wiederum die Reaktionen auf das
gezeigte Verhalten? Welche Auswirkungen haben das Verhalten und
die Reaktionen hinsichtlich der → affekt-logischen, → sensomotorischen und biologischen Entwicklung?

Balgo setzte sich intensiv mit Bewegung und Wahrnehmung als System
auseinander (1998a). In diesem Zusammenhang wird auch die Bedeutung
von Bewegungen veranschaulicht, indem diese in einem → interaktio-
nellen und kommunikativen Kontext betrachtet werden (Bewegungsmodell). Balgo stellt die Frage, „in welchen → Interaktionssequenzen und
-mustern diese Bewegungen auftreten und in welchen nicht" (1998b, 9).

Beispiel

Wenn sich also bei einem Kind eine Bewegungsauffälligkeit (z. B. Hyperaktivität) zeigt, so stellt sich die Frage, in welchen Situationen diese
auftritt, wann sie nicht auftritt, von wem sie beobachtet wird, wie sie
bewertet wird. Weiterhin kann gefragt werden, welche Funktion die
Bewegungsauffälligkeit im kommunikativen Miteinander übernimmt
bzw. ihr zugesprochen wird. So könnte auch ein bestimmtes, sich stets
wiederholendes Bewegungsverhalten in einem bestimmten Kontext
verschiedene Bedeutung erhalten: Das Kind langweilt sich, es ist über-
fordert, es stillt seinen Reizhunger, es will jemanden ärgern usw. Und
je nach Bewertung wird es sozial unterschiedlich thematisiert (z. B.
als → pathologisches Symptom, als bewegungsfreudig).

Bewegung wird dabei unter zeitlichen, räumlichen, materialen und
sozialen Kontexten sowie hinsichtlich einer Bedeutungszuschreibung

durch andere und bezüglich ihres kommunikativen Sinns betrachtet. Bei dem hier vorgestellten Verstehen der Situation geht es nicht um eine Ursachenaufklärung, sondern um eine „Suche nach einer für den Prozeß der Veränderung förderlichen, nützlichen, viablen [machbaren, gangbaren] Idee" (Balgo 1998b, 10). Diese Idee kann bspw. in einer Umdeutung eines vermeintlich unveränderbaren → pathologischen Verhaltens gefunden werden. Einem Verhalten oder einer Situation wird ein anderer Sinn zugeschrieben, indem man versucht, das Verhalten oder die Situation in einem anderen Kontext zu sehen. So kann z. B. die Idee sehr hilfreich sein, die Hyperaktivität eines Jungen habe eine beziehungsgestaltende Funktion, um die Eltern von ihren Streits abzubringen, und sollte solang aufrecht erhalten werden, bis eine Lösung bezüglich des Umgangs mit Streit in der Paarbeziehung der Eltern gefunden wurde.

Aus dieser Perspektive lässt sich die Frage „Was ist der Mensch" prinzipiell nicht beantworten und somit auch kein ontologisches Menschenbild ableiten. „Ontologie" ist ein Teilgebiet der Wissenschaft, die sich mit dem Wesen der Existenz und / oder des Seins beschäftigt; in diesem Zusammenhang wird z. B. die Frage gestellt: „Kann man eine Wesensaussage über den Menschen machen?" Dies verneint Balgo.

Balgo (2002) grenzt sein Konzept von → ökologisch-systemischen Konzepten dadurch ab, dass es weder das „Ökosystem" ausschließlich zum Thema macht, noch dass es die Umwelt an sich voraussetzt. Balgo betrachtet stets das Gesamte und das Miteinanderwirken anstelle einzelner Faktoren. Das Konzept von Balgo kann dennoch den Theorien der → ökologisch-systemischen Vernetzung zugeordnet werden, da diese sowohl → ökologisch-systemische als auch systemisch-konstruktivistische Inhalte umfassen (Theoriebrille).

Da im Konzept von Balgo Verhalten bzw. Entwicklungsstörungen nicht als „krankhaft" gedeutet werden (man könnte auch von einem entpathologisierenden Konzept sprechen), kann von einer Diagnostik im herkömmlichen Sinn nicht die Rede sein. Der Ansatz ist vielmehr an Lösungen orientiert, und die Aufmerksamkeit in der psychomotorischen Arbeit ist demnach auf die Ausnahmen des Misslingens bzw. auf die Momente des Gelingens gerichtet. Hierin liegt der Wegweiser für die Gestaltung des psychomotorischen Prozesses. Jede Situation, die von den Handelnden als gelingender Umgang miteinander erlebt wird, gibt Auskunft darüber, welche Bedingungen derzeit geeignet sind, sich auf diese Weise miteinander verhalten zu können. Es wird deutlich, welche Ressourcen und Kompetenzen bereits zur Verfügung stehen, auch wenn sie nicht immer sofort ins Spiel gebracht werden.

Eine zentrale Fragestellung für eine systemisch orientierte Psychomotorik ist nach Balgo, „welche Wirklichkeitskonstruktionen im Zusammenleben von Menschen zum Problem geworden sind und welche Re-, De- und Neukonstruktionen von Wirklichkeit im und durch den Wahrnehmungs- und Bewegungsbereich für eine mögliche Lösung zu (er-)finden sind" (Balgo 2004, 207). Im Gespräch wird dies z.B. über Umdeutung oder positive Umschreibung geleistet, im psychomotorischen Spiel kann dies z.B. durch Ausdeutungen der (symbolischen) Spielthemen geschehen. Dazu ein Beispiel von Richter et al. (2010):

Beispiel

„Mir ist aufgefallen, wie Sie Herr Schmidt, von ihrer Tochter gebeten wurden, sie von der Sprossenwand aufzufangen. Sie sind auch prompt hinüber gegangen, haben Ihre Hängematte verlassen um sie aufzunehmen. Daraufhin bat Ihre Tochter Sie, sie durch den Raum in ihre gemeinsame Hütte zu tragen und sich mit ihr zusammen hineinzulegen um über die Nacht auf sie aufzupassen … Nun hatten Sie letzte Stunde berichtet, dass Sie den Eindruck haben, Ihre Tochter habe kein Vertrauen in Sie und gehe stets auf Distanz. Erleben Sie dazu heute eine Veränderung? Was macht das mit Ihnen, welche Gefühle erlebten Sie in der Situation, welche erleben Sie im Rückblick? Was für eine Idee haben Sie, dass es hier anders war? Was denken Sie, hat Ihrer Tochter ermöglicht zuzulassen, was Sie sich so sehr wünschen? Für was könnte in diesem Zusammenhang das Haus – symbolisch gewendet – stehen? … Was hast du für Ideen – Jedidija (zum symbolischen Inhalt der Spiele und zur Ermöglichung vom gewünschten Verhalten)? War der Papa heute anders als sonst, wenn ja: was war heute anders (der Papa, die Situation, sein Verhalten, welches Verhalten usw.)?"

Ziel einer psychomotorischen Förderung ist letztlich, „neue Sichtweisen, Erlebnisqualitäten, Erfahrungen, Beziehungskompetenzen und gegenseitige Verständigungsweisen erlebbar zu machen" (Klaes / Schnurnberger 1997, zit. nach Balgo 1998b 10).

In der psychomotorischen Praxis richtet sich der Fokus auf das jeweils relevante System (z.B. das → sensomotorische, psychische und/oder soziale System) und seine Kontextbedingungen. Hinsichtlich der Relevanz werden → Hypothesen gebildet und nach und nach überprüft. Die beteiligten Personen – Kinder und deren Bezugspersonen als Klientel – sammeln Erfahrungen über das soziale Bewegungs- und

Handlungsgeschehen, die hinsichtlich einer aus ihrer Sicht wünschenswerten Änderung von sogenannten Sinnstrukturen (Bedeutungen) wichtig sind. Demnach werden die Bewegungs-, Verhaltens- und Handlungsweisen zum einen als kommunikatives Geschehen und zum anderen als Wegweiser für die Wirklichkeitskonstruktionen (z.B. bezüglich der Bedeutung des als → pathologisch gebrandmarkten Verhaltens) der beteiligten Personen verstanden (Balgo 2004). Wegweisend wären hier z.B. Fragen wie: Wer spielt? Was wird gespielt? Mit wem und wie wird gespielt? Was wird vom wem im Spiel inszeniert und als wichtig erachtet? Wie wird von allen Beteiligten hiermit umgegangen? Wie wird das Spielverhalten gedeutet? Hat dies eine Entsprechung im Alltag? usw.

In der Praxis geht es einerseits darum, die Spielsituationen so zu gestalten, dass sie Bedingungen berücksichtigen, die ein Mensch individuell benötigt, und andererseits, Anregungen für neue Handlungs möglichkeiten zu geben. So holt der Psychomotoriker zuerst Aufträge ein, es werden zudem Spielvorschläge gemacht oder es wird der Familie bzw. dem Klienten überlassen, selbst in ein symbolisches Spiel zu gehen (Richter / Heitkötter 2006).

Das Vorgehen ist jedoch immer prozessorientiert (Balgo 1998b). Demnach lassen sich keine → generalisierten Handlungsanleitungen für die Praxis formulieren. Der Therapeut versucht, sich den eingebrachten Handlungskompetenzen und → Bewegungsthemen im Rahmen des psychomotorischen Spiels anzuschließen und über einen gemeinsamen offenen Bewegungsdialog (d.h., der Therapeut tritt mit dem Klienten über die Bewegung in den Dialog) weiter zu erkunden. Diese Erkenntnisse und Fragen in Bezug auf Bedürfnisse und mögliche Veränderungsvorschläge in der Förderung werden → hypothesengeleitet, d.h. auf Vermutungen basierend, formuliert, um weiter in der psychomotorischen Förderung handeln zu können. Lösungsmöglichkeiten für die Praxis liegen für Balgo in der „Verstörung der aktuellen Interaktions- und Kommunikationsmuster, der individuellen bzw. gemeinsamen Wirklichkeitskonstruktionen oder deren Vernetzung" (1998b, 10).

Evaluationen im eigentlichen Sinne gibt es zu diesem Konzept nicht. Richter hat eine erste Studie zur Familienarbeit durchgeführt, deren Ergebnisse es mit Folgestudien zu bestätigen gilt (Richter 2008).

Ökologisch-systemische Psychomotorik: Palmowski (1995) sowie Eggert / Wegner-Blesin (2000) formulierten grundlegende Gedanken zu einer → ökologisch-systemisch ausgerichteten Psychomotorik. Für Eggert hat eine konzeptionelle Weiterentwicklung von der „Sonderpädagogischen Psychomotorik" zur „ökologisch-systemischen Psycho-motorik" stattgefunden. Vergleicht man beide Konzepte, so sind hier vor allem Unterschiede bzgl. der theoretischen Bezugspunkte zu erken-nen. Dies hat ein verändertes Denken hinsichtlich der Erklärung von Entwicklung zur Folge (s. „Theoriebrillen").

Hinsichtlich der Klientel wird beschrieben, dass eine psychomotorische Förderung für jene Kinder angezeigt ist, „die in verschiedenen Entwick-lungsbereichen (sozial-emotional, motorisch, [→] perzeptiv, kognitiv, kommunikativ) einen Förderbedarf haben und dieser über das Medium Bewegung unterstützt werden kann" (Eggert/Reichenbach 2004, 101).

Theoretische Bezugspunkte sind hier vor allem die öko-systemischen Vorstellungen nach Bronfenbrenner (1989). Hier werden alle einen Menschen beeinflussenden Systeme als miteinander verschachtelt ange-sehen, woraus folgt, dass sie sich gegenseitig stets beeinflussen. Folgende Systeme werden benannt:

- Mikrosystem (der unmittelbare Lebensbereich, z. B. Familie),
- Mesosystem (Wechselbeziehung zwischen verschiedenen Lebens-bereichen, z. B. zwischen Elternhaus und Schule),
- Exosystem (Lebensbereich, der außerhalb der Reichweite der Per-son liegt, sie aber trotzdem beeinflusst, z. B. Arbeitsbedingungen der Eltern nehmen Einfluss auf Sozialstatus),
- Makrosystem (umfassender Lebensbereich, wie z. B. gesellschaftliche und kulturelle Normen) sowie
- Chronosystem (markante biografische Übergänge, wie z. B. Schul-eintritt oder Ruhestand).

Systemisches Denken spiegelt sich nach Eggert darin wieder, dass sich menschliches Leben im Zusammenhang verschiedener Lebensräume und sozialer Bezüge vollzieht. Jeder Mensch ist in eine spezifische Um-welt eingebettet und vernetzt. Es besteht ein wechselseitiger Austausch zwischen Umwelt und Mensch: Die Umwelt beeinflusst den Menschen und der Mensch nimmt Einfluss auf die Umwelt (Eggert/Bertrand 2002).

Der Kontext wird in die Überlegungen einbezogen, um Erklärungen für sogenanntes problematisches Verhalten zu finden.

Zu einem Bewegungsmodell liegen keine Ausführungen vor.

Palmowski (1995) vertritt die Ansicht, dass sich keine Verhaltens-weise ausschließlich aus der Person heraus erklären lässt. Jegliches menschliche (Bewegungs-)Verhalten wird als eine Funktion gesehen, das sich aus dem Kontext ergibt, in den es eingebunden ist (Menschenbild). Der Mensch selbst wird im Zusammenspiel mit seiner Umwelt als eigenaktiv angesehen.

Das Konzept wird den Theorien der → ökologisch-systemischen Vernetzung zugeordnet (Theoriebrille).

Die Diagnostik findet prozessbegleitend statt und berücksichtigt stets bedeutende Bezugspersonen (z. B. Eltern, Lehrer, Freunde) sowie Kontextbedingungen (z. B. Spiel- und Lernmöglichkeiten im Stadtteil, Sozialstatus).

Als Ziele in einer → ökologisch-systemischen Psychomotorik werden von Eggert / Reichenbach (2004) benannt:

- der Glaube an die konstruktiven Potenziale des aktiven Kindes,
- das Erfahren von → Selbstwirksamkeit,
- die Entwicklung eines stabilen → Selbstkonzeptes als Mittel zur Entwicklung einer positiven Identität sowie
- die Qualität der Auseinandersetzung mit den bedeutsamen Menschen und Faktoren seiner spezifischen Umwelt (Kind in seinem Lebenskontext).

„Eine psychomotorische Förderung beginnt mit dem Versuch, das Selbstwertgefühl zu verstehen und zu stärken und versucht von da aus, dem Individuum in seiner spezifischen Situation (Umfeld) bessere Möglichkeiten an die Hand zu geben, den Anforderungen komplexer Situationen erfolgreich entsprechen zu können. Dadurch kann dann das Muster der Beziehungen zu den bedeutsamen Personen seiner Umwelt miteinander besser gestaltet werden, um so effektiver Lernen und Handeln zu können" (Eggert / Reichenbach 2004, 104).

Dem Kind soll dazu verholfen werden, aus sich heraus Handlungsimpulse zu erhalten. Der Psychomotoriker entwickelt eine situationsangepasste individuelle Fördermethode, wobei die Beziehungsgestaltung eine bedeutende Rolle einnimmt. Dabei kann der Psychomotoriker Mitspieler, Helfer oder Beobachter sein (Inhalte). Als Prinzipien einer öko-systemisch ausgerichteten psychomotorischen Förderung nennt Eggert:

- Individualisierung,
- Ganzheitlichkeit,

- Anregungen,
- Vernetztheit,
- Teamarbeit,
- Förderdiagnostik,
- Evaluation,
- Elternarbeit,
- Qualitätssicherung und -kontrolle (Eggert / Reichenbach 2004).

> „Es kommt darauf an, den Rahmen für eine Analyse der Betrachtung eines individuellen Problems und seiner Funktion für das Kind und seine Interaktionspartner weit zu setzen und das Kind in seinen Lebenszusammenhängen zu verstehen – auch wenn man in diesem Rahmen eine Intervention nicht immer ansiedeln kann. Aber das Verständnis eines Kindes bleibt unvollkommen, wenn man nur das Kind mit seinen Kompetenzen und Problemen allein sieht" (Eggert / Reichenbach 2004, 105).

Eine Alternative schlägt Richter in Form einer reinen Familienintervention vor (2004). Hier würde der Fokus auf das System Familie gerichtet und demzufolge auch die Intervention an anderer Stelle greifen.

Eine Evaluation und damit → Qualitätssicherung des praktischen Vorgehens wird als bedeutend angesehen, um das Handeln des Psychomotorikers zu begründen (Eggert / Reichenbach 2004). Als hilfreiches Mittel werden hier Dokumentationen, z. B. in Form von individuellen Entwicklungs- und Förderplänen angesehen.

Verstehender Ansatz

Der Verstehende Ansatz entstand Ende der 1980er, Anfang der 1990er Jahre aus der Kritik an den bisherigen, vorwiegend kompetenztheoretisch orientierten Ansätzen heraus.

Eine Arbeitsgruppe von → Motologen – darunter Jürgen Seewald und Richard Hammer, die bis heute für diesen Ansatz stehen – versuchte die bisherigen Sichtweisen dahingehend zu erweitern, dass „der Sinn dessen, was Kinder im psychomotorischen Spiel darstellten, in den Mittelpunkt der psychomotorischen Praxis gerückt" wurde (Hammer 2004, 164).

Es wird explizit keine Klientel beschrieben. Anhand von Fallbeispielen zeigt sich, dass die anfänglich erkennbaren Beeinträchtigungen, z. B.

im körperlichen oder im → emotionalen Bereich, weiterführende individuelle Themen, wie z. B. „seinen-Platz-in-der-Familie-finden" oder „Bindungsbeziehungen-gestalten", verbergen. Der Verstehende Ansatz ist für Menschen über die gesamte Lebensspanne (Kinder, Jugendliche, Erwachsene, Senioren) konzipiert.

Theoretische Bezüge und damit inhaltliche Hintergründe sind einerseits bewegungsbezogene Arbeiten von Hölter (1984), Kestenberg (1965), Mattner (1987)und Lapierre / Aucouturier (1984) (Seewald 2007).

Andererseits nennt Seewald (2007) → phänomenologische Theorien (Merleau-Ponty 1966), Symboltheorie (Langer 1984) sowie tiefenpsychologische Erklärungsmodelle (Erikson 1979; Winnicott 1984; Mahler 1984 et al.) als Bezugspunkte.

Seewald (2007) beschreibt vier wissenschaftliche Theorien des Verstehens, die vier Arten des Verstehens zur Folge haben:

- die Hermeneutik (Verstehen des expliziten Sinns),
- die (Leib-)Phänomenologie (Verstehen des impliziten Sinns),
- die Tiefenhermeneutik (Verstehen des verdrehten Sinns),
- die Dialektik (Verstehen des widersprüchlichen Sinns).

Darüber hinaus zeigt Seewald den Praxisbezug dieser vier Theorien für die Psychomotorik auf. So nennt er zur Veranschaulichung der vier Theorien ein Beispiel, welches die Verwendung des Wortes „Verstehen" umfasst (2007, 24 f.)

- Expliziter sprachlicher Sinn: „Drück dich klarer aus, damit ich Dich verstehe!"
- Impliziter Sinn: „Wir haben uns sehr gut verstanden, obwohl wir nicht viel gesprochen haben."
- Verdrehter Sinn: „Ich verstehe nicht, warum ich mich so verhalte. Ich bewirke immer das Gegenteil von dem, was ich erreichen möchte."
- Widersprüchlicher Sinn: „Wir verstehen uns, obwohl wir unterschiedlicher Meinung sind."

Erweiterungen verstehenstheoretischer Traditionen finden sich u. a. bei Eckert (2000 / 2004), die den Theorierahmen z. B. um bioenergetische Positionen erweitert.

Als Körper- und Bewegungsmodell beschreibt Seewald (2007) den „bewohnten" Leib, welcher nicht identisch mit dem Körper ist. „Bewegungen werden als die wichtigste Form der Weltzuwendung gesehen und nicht als Ortsveränderung im Raum im physikalischen Sinn" (Seewald 2007, 21). In und durch Bewegung leibt sich demnach der Mensch die Welt ein, und die Bewegungsbiografie wird als Teil der Identität gesehen. Bewegung gilt als sinnvolle Äußerung des Individuums in seinem Lebenskontext. „In diesem Verständnis symbolisiert das Symptom eine Bedeutung, die das Kind nicht anders mitzuteilen vermag" (Mattner 2001, 8). Denn wenn alles menschliche Sein → leiblich ist, dann drückt sich auch das Symptom → leiblich – z.B. mittels Bewegung – aus. Der Sinn kann bewusst oder unbewusst, explizit oder implizit sein, und es ist die Aufgabe des Psychomotorikers, der nach dem Verstehenden Ansatz arbeitet, den Sinn und die Art des Sinns zu erschließen.

Dem Verstehenden Ansatz liegt ein Menschenbild zugrunde, welches den Menschen als sinnsuchend – oder auch sinnstiftend – sieht. Das heißt, der Mensch sucht nach einem oder stiftet einen Sinn, welcher dem Leben abgerungen oder gegeben werden muss (Seewald 1997; Hammer 2004). Da Verstehen immer dialogisch stattfindet, spielen Identitäts- und Beziehungsaspekte eine zentrale Rolle. Seewald schreibt zum Menschenbild des verstehenden Ansatzes:

> Es „fokussiert auf den einzelnen Menschen, isoliert ihn aber nicht. Leibbewusstsein und Symbolisierungsfähigkeit sind nur dialogisch im Austausch mit der Welt zu gewinnen. So steht der Mensch zwar im Mittelpunkt, allerdings nicht der kontextfreie Mensch oder der kontextdeterminierte Mensch" (2007, 19).

Das Konzept des Verstehenden Ansatzes wird der Theoriebrille der → leiblichen, impliziten und unbewussten Entwicklung zugeordnet.

Diagnostik ist in der Regel abhängig von den zugrunde liegenden Theorien, woraus sich Fragestellungen und Deutungsmuster ergeben. Aus rein verstehender Perspektive müsste der Diagnostiker nach dem Sinn des gezeigten Verhaltens in dem entsprechenden Kontext fragen. Seewald schlägt als Strategie eine Diagnostik vor, die versucht „einen Fall so zu rekonstruieren, daß möglichst viele Aspekte und Detailinformationen in einen sinnvollen Zusammenhang gerückt werden. Dabei dienen die Blickwinkel der verschiedenen psychomotorischen Ansätze als Hilfsmittel. Gesucht wird nach Konstellationen oder Mustern" (1999, 157).

Ziele der Intervention können nicht allgemein gültig formuliert werden. Hammer schreibt, dass mittels des verstehenden Ansatzes „der Sinn dessen, was Kinder im psychomotorischen Spiel darstellen in den Mittelpunkt der psychomotorischen Praxis gerückt werden" sollte (2004, 164), d. h. den Sinn der kindlichen Äußerungen zu verstehen. Seewald empfiehlt, sich zuerst seiner eigenen Ziele bewusst zu werden und beschreibt sein Hauptziel wie folgt:

> „Ich möchte dem Klienten helfen, seine Wege zu gehen bzw. seine Ziele zu finden. Ich möchte, dass jemand hinterher klarer sieht und spürt, was er möchte, was ihm gut tut, welche Alternativen bestehen und gewählt bzw. nicht gewählt werden und welche Bedürfnisse und Neigungen existieren, die akzeptiert bzw. nicht akzeptiert werden sollen bzw. können" (2007, 97).

Das Thema des Klienten oder eine Entwicklungsaufgabe muss gefunden werden. Dabei steht fortwährend das eigene Leibverhältnis im Mittelpunkt der Auseinandersetzung.

Anfänglich bezogen sich die Überlegungen zum Verstehenden Ansatz auf Kinder in Einzelsituationen. Mittlerweile hat Seewald Überlegungen für Kinder, Jugendliche, Erwachsene und Senioren in Einzel- und Gruppensituationen formuliert (Praxis) (2007). Für die Praxis ist eine „akzeptierende und zugewandte Beziehungsgestaltung" die Basis, sodass ein Vertrauensverhältnis aufgebaut werden kann. In (Spiel-) Situationen werden Themen des Klienten bearbeitet, in denen sich die Entwicklung ausdrückt (z. B. Geburtssituation mittels Durchkrabbeln enger Räume; Kleinkindalter mittels Matschen, Kneten, Formen usw.), d. h. es wird die Möglichkeit zum symbolischen Ausdruck geschaffen (Seewald 2007). Für Richter „stellt die Beziehungsgestaltung zwischen Klient und Therapeut den heilenden Effekt dar" (2005, 84). Der Psychomotoriker nimmt stellvertretende Positionen ein und „gestaltet diese Rollen mehr oder weniger bewusst aus. Er stellt sich quasi als gleichwertiges Gegenüber zur Verfügung und versucht so u. a. dem Kind zu helfen, seine psychodynamischen Traumen, Konflikte, Defizite und Störungen zu rehabilitieren" (Richter 2005, 78). Für diesen Prozess stellt Richter detailliert die Bedeutung der Übertragung, d. h. die unbewusste Umlenkung von Gefühlen oder frühkindlichen Beziehungsmustern auf die Beziehung zu → emotional bedeutsamen anderen Erwachsenen, im Verstehenden Ansatz heraus. Hierbei stellt die „körper- und bewegungsorientierte Herangehensweise der Psychomotorik … eine besondere Form der Arbeit in der Übertragung" dar (2005, 84). Seewald stellt für die Praxis einige Strukturierungsformen vor, die z. B. Rituale, Räume,

Materialien, Instruktionen, Regeln und das Spiel betreffen. Damit wird ein Spielraum eröffnet, „der durch die Klienten sehr individuell gefüllt werden kann. Durch Strukturierungsformen sollte das notwendige Maß an Einschränkung und Haltgeben erfolgen, ohne dass ein kreativer Prozess nicht zustande kommt" (Seewald 2007, 111). In diesem Prozess sind Gespräche und Gesprächssituationen sehr bedeutend, welche Möglichkeiten der Mitteilungen und bei Bedarf des Austausches bieten. „Die Aufgabe des Leiters besteht überwiegend darin, durch Nachfragen das Selbst- und Fremdverstehen zu klären und / oder Lesarten ins Spiel zu bringen, die bisher nicht geäußert wurden" (Seewald 2007, 114). Psychomotorik eignet sich insbesondere für ein Verstehen des Sinns, da der Leib und die Bewegung direkt zur Sinnstiftung beitragen und da über Geschichten und Spiel an der eigenen Geschichte gearbeitet wird (Seewald 1997).

Seewald sieht die Evaluation des Verstehenden Ansatzes noch als „Baustelle", auch wenn ein erster Schritt mittels Dokumentation von Fallgeschichten getan ist. Seines Erachtens fehlt noch eine differenzierte Theorie (2007).

„Außerdem wird es in Zukunft verstärkt darum gehen, Innen- und Außensichten in der Evaluation zu kreuzen – empirisch Effekte zu erheben und sie zu der erlebten Innenperspektive in Beziehung zu setzen. Eine Schwierigkeit dabei ist, angemessene Erhebungsinstrumente zu finden, welche die vor- und außersprachlichen Wirkfaktoren genügend zu erfassen vermögen" (Seewald 2007, 140).

Psychomotorische Entwicklungstherapie

Das Konzept der Psychomotorischen Entwicklungstherapie wurde von der Motologin Astrid Krus (2004) entwickelt.

Das Konzept ist in einem klinischen Rahmen entstanden, jedoch auf andere Arbeitsfelder übertragbar. Die angesprochene Klientel sind Vorschul- und Schulkinder (bis ca. zwölf Jahre), die Verhaltensprobleme (z. B. Verweigerung, Rückzug, mangelndes Selbstvertrauen, mangelnde Sozialkontakte) zeigen.

Krus benennt klar die theoretischen Bezüge der von ihr entwickelten Psychomotorischen Entwicklungstherapie. Diese stammen vor allem aus der Entwicklungspsychologie (Piaget 1973; Bronfenbrenner 1989; Flammer 1990), der Motivationspsychologie (Weiner 1976), der humanistischen Psychologie (Rogers 1973) sowie der sozialen Lerntheorie (Rotter 1954) und werden hinsichtlich ihrer Bedeutung für das Konzept dargelegt (Krus 2004, 15 ff.).

Ein Bewegungsmodell wird nicht explizit genannt.

Das Menschenbild dieses Konzepts wird dadurch erkennbar, dass Entwicklung als lebenslanger Prozess verstanden wird, der „durch die Interaktion des aktiv handelnden Individuums mit seiner Umwelt in verschiedenen ökologischen Kontexten" gekennzeichnet ist (2004, 65). Der Familie (Eltern, Geschwister) als primäres Bezugssystem sowie der Umwelt (z. B. Institutionen wie Schule) wird eine besondere Bedeutung zugeschrieben. Beide Bezugssysteme werden in dem Konzept praxisnah berücksichtigt.

Das Konzept kann sowohl der Theoriebrille der → kognitiven Konzepte als auch der → ökologisch-systemischen Vernetzung zugeordnet werden.

Der Diagnostik kommt im Rahmen dieses Konzeptes ein besonderer Stellenwert zu. Da von einer „Multidimensionalität möglicher Störfaktoren" ausgegangen wird (2004, 12), ist es erforderlich, neben Daten aus der → Interaktion mit dem Kind, auch Daten aus der Familie und anderen Bezugssystemen (z. B. Schule als Institution) konkret zu erfassen. Hierzu beschreibt Krus ein Vorgehen, welches die drei Bezugsebenen betrifft und jeweils auf verschiedene diagnostische Methoden zurückgreift (2004, 93 ff.):

- Kind (motometrische / messende und motoskopische / beschreibende Verfahren, klinische Beobachtungen, freie Spiel- und Bewegungsbeobachtung),
- Eltern (→ Explorations- und → Anamnesegespräch, Beobachtung),
- involvierte Institutionen (Berichte, Fragebogen).

Für die freie Beobachtung liegt ein Beobachtungsbogen mit sechs Beobachtungskategorien (Bewegung, Wahrnehmung, psychomotorische Leistung und Verhalten, Sprache, Sozialverhalten, Spielverhalten) vor.

Krus geht detailliert auf eine Zielfindung der individuellen Förderung und dementsprechend auf Erfordernisse an den Psychomotoriker ein (2004, 83 ff.). Als globale Ziele der Psychomotorischen Entwicklungstherapie werden eine Förderung des allgemeinen Entwicklungsverhaltens und eine Förderung von Bewältigungsstrategien bei Problemverhalten formuliert. Letzteres beinhaltet die qualitative und quantitative Erweiterung von Handlungskompetenzen, den Aufbau von Kontrollüberzeugungen, die Steuerung der Aufmerksamkeit auf relevante Informationen und den Aufbau sozialer Stützsysteme (Krus 2004, 88 ff.). Dabei ist es das Ziel, Ursachen von Entwicklungsbeeinträchtigungen bzw. -blockaden zu erkennen und Wege zur Erfahrung von → Selbstwirksamkeit aufzuzeigen.

Zur Durchführungspraxis werden zwei Ebenen dargelegt: *Therapeutenverhalten* und *Rahmenbedingungen*.

▪ Der Psychomotoriker initiiert zielgerichtete Spiel-, Handlungs- und Bewegungssituationen und berücksichtigt dabei grundlegende Handlungsprinzipien, wie z. B. entwicklungsfördernde Beziehungsgestaltung (v. a. durch positive Wertschätzung, Echtheit und Akzeptanz), Förderung selbsttätigen Handelns (v. a. durch Anregung zum selbstständigen, problemlösenden Handeln und den Erwerb von Lösungsstrategien) sowie Förderung erfahrungs- und bedeutungsschaffenden Lernens (u. a. durch ein positives Lernklima, differenziertes Materialangebot, Freiheit von Spielthemen). Die Anforderungssituationen sollen sich dabei „an den vom Kind zu bewältigenden Wahrnehmungs- und Bewertungsprozessen" orientieren (Krus 2004, 115). Entsprechend dem zugrunde liegenden Entwicklungsverständnis als „Prozess, der durch die Bewältigung verschiedenster Entwicklungsanforderungen geprägt ist, die eine Herausforderung dahingehend darstellen, dass neue Handlungs- und Verhaltensmuster ausprobiert und erworben werden müssen" (Krus 2004, 9), spielt die Auseinandersetzung mit Neuem eine wesentliche Rolle. So entwickelt das Kind eigene Fähigkeiten, Ressourcen und Kompetenzen und setzt diese ein, um letztendlich zu erfahren, dass es selbst etwas bewirken und / oder verändern kann (→ Selbstwirksamkeit). Dies wird dem Kind im → Interaktionsprozess widergespiegelt.

▪ Weiterhin werden hinsichtlich der Beziehungsgestaltung und der Stundengestaltung Regeln und Rahmenbedingungen aufgezeigt. Die verschiedenen Methoden finden sich in den drei therapeutischen Phasen wieder, welche „in ihrem Ablauf festgelegt und durch spezifische inhaltliche Schwerpunkte und methodische Schritte gekennzeichnet sind" (Krus 2004, 107, 123). Jedes Kind durchläuft alle Phasen, wobei die Anzahl der Kontakte variieren kann:

1. Indikationsplanungsphase (ca. 1–2 Kontakte)
2. Therapiephase (ca. 35–45 Kontakte)
3. Abschlussphase (ca. 2–3 Kontakte)

In der → Indikationsphase wird ein Therapieplan (mit Therapiebereichen und Zielen) ausgearbeitet und ein Gespräch mit den Bezugspersonen (Eltern) veranlasst. Die Therapiephase besteht wiederum aus vier Phasen:

a) Orientierung,
b) Auseinandersetzung,
c) Erweiterung und
d) Übertragung (Krus 2004, 130 ff.).

In der Abschlussphase tauschen sich Eltern, Kind und Psychomotoriker direkt über Entwicklungsfortschritte, Zufriedenheit, Wünsche und Bedürfnisse aus. Zudem werden abschließende Kontrolluntersuchungen durchgeführt.

Während der gesamten Arbeit wird besonderer Wert auf die Beratung und Begleitung der Bezugspersonen gelegt (Eltern, Geschwister, Pädagogen aus Kindergarten / Schule). Hierzu unterbreitet und begründet Krus in ihrem Konzept nähere Vorschläge zur Vernetzung, z.B. eine begleitende Elternarbeit, in der die Eltern um die Abläufe und Inhalte in der Therapiestunde wissen. So wird es möglich, Ideen auch in den Alltag des Kindes zu übernehmen (2004).

Die Psychomotorische Entwicklungstherapie beginnt in der Regel als Einzeltherapie. „Der Übergang in eine Gruppentherapie ist indiziert, wenn die Erweiterung und Übertragung erworbener Kompetenzen auf einen größeren sozialen Kontext und der Erwerb sozialer Kompetenzen angestrebt ist" (Krus 2004, 144).

Die Bedeutung des Spiels wird explizit thematisiert. Dabei bezieht sich Krus auf Rubinstein (1971), Leontjew (1973), Wygotski (1978), Oerter (1993), Schmidtchen (1999) und Einsiedler (1999) und stellt vier Kernelemente des kindlichen Spiels heraus (Krus 2004, 21):

- „Das Spiel ist intrinsisch motiviert, d.h. durch freie Wahl zustande gekommen,
- das Spielgeschehen ist stärker auf den Spielprozess als auf das Spielergebnis gerichtet (Mittel-Vor-Zweck),
- das Spiel wird von positiven → Emotionen begleitet,
- und im Mittelpunkt stehen häufig „Als-ob-Handlungen".

Das Spiel dient als Medium der Erlebnisverarbeitung und Kommunikation, wobei „die Eigenaktivität und -gestaltung des Kindes im Vordergrund stehen" (Krus 2004, 21 f.). Themen, Ziele und Inhalte bezüglich einzelner Spielformen (z.B. Regel-, Konstruktions-, Funktions-, Symbol-, Rollenspiel) sind beispielhaft aufgezeigt. Das Kind hat die Möglichkeit, „persönliche Erlebnisse, Erkenntnisse, Phantasien, Ängste und Gedanken seinen Spielpartnern mitzuteilen" und auszuleben (Krus 2004, 22). Im freien Spiel entscheidet es allein über die Gestaltung und den Charakter des Spiels. Dem Psychomotoriker „kommt in diesem Prozess die Rolle zu, Bezüge zum realitätsbezogenen Handeln herzustellen, indem er dem Kind durch die Art seines Mitspielens gegenüber Verständnis zeigt und zur Verarbeitung der Probleme beiträgt" (Krus 2004, 22).

Eine Evaluation der Maßnahme erfolgt in Form von Dokumentationen auf beschreibender Ebene. Für Krus ist es wichtig, dass für das Konzept der Psychomotorischen Entwicklungstherapie Effektivitätsüberprüfungen die individuelle Lebens- und Bewältigungsgeschichte des Kindes berücksichtigen.

> „Für die Evaluationsforschung der psychomotorischen Entwicklungstherapie eignen sich Verfahren, welche die Erfolgskriterien aus den individuellen Änderungszielen ableiten, denn ihre Bedeutung liegt darin, das Spektrum von Behandlungszielen mit den individuellen Veränderungswünschen der Klienten und in unserem Fall der Eltern abzugleichen" (Krus 2004, 167 f.).

Zur Therapieevaluation stellt Krus dazu passend die Methode „Goal Attainment Scalling" von Kiresuk und Sherman (1968) vor (Krus 2004, 168 ff.), welches einerseits der Überprüfung der Therapieziele und andererseits der begleitenden Elternarbeit dient.

Psychomotorik im Erwachsenenalter

Psychomotorik im Erwachsenenalter war lange Zeit kein Thema des Fachgebietes, auch wenn es in der Praxis verschiedene Konzepte gab. Bekannte Konzepte im Bereich der Psychomotorik, die sich auf Erwachsene beziehen, sind vor allem:

- Tanztherapie (Schoop 1981; Siegel 1986),
- Konzentrative Bewegungstherapie (Goldberg 1984),
- Kommunikative Bewegungstherapie (Wilda-Kiesel 1987),

- Integrative Bewegungstherapie (Petzold 1988),
- Sporttherapie (Deimel 1983),
- → Motogeragogik (Philippi-Eisenburger 1991),
- Bewegungstherapie mit Erwachsenen (Hölter 1993) und
- → Motologie im Erwachsenenalter (Haas 1999).

Im Folgenden werden exemplarisch die Konzepte von Hölter (Bewegungstherapie mit Erwachsenen), Haas (→ Motologie im Erwachsenenalter) und Philippi-Eisenburger (Psychomotorik mit alten Menschen) vorgestellt.

Bewegungstherapie mit Erwachsenen: Das Konzept des Lehrers und Analytischen Kinder- und Jugendlichenpsychotherapeuten Gerd Hölter (1989 / 1993 / 2010) gilt als das „erste innovative Basiskonzept der Mototherapie mit Erwachsenen" (Haas 2004, 510).

Das Konzept von Hölter ist für Menschen mit → psychischen oder → psychosomatischen Erkrankungen oder → Suchterkrankungen entwickelt worden (Klientel).

Theoretische Bezüge des Konzeptes liegen zum einen in der Leibeserziehung und Gymnastik, der Rhythmik sowie der Sinnes- und Bewegungsschulung. Weiterhin stammen theoretische Bezüge vor allem aus der Pädagogik (Klafki 1985), der Psychoanalyse (Freud, Becker 1981; Siegel 1986) sowie der Sportpädagogik und -wissenschaft (Brodtmann et al. 1977). Da Sportpädagogik und Sportwissenschaft grundlegend für dieses Konzept sind, ist ganz klar, dass der Bewegung eine besondere Rolle zukommt. In der neuen Version dieses Konzepts wird vor allem auf den Bewegungsbegriff von Merleau-Ponty (1966) und Buytendijk (1956) Bezug genommen (Hölter 2010). Hierbei wird Bewegung als „bewegter Leib" verstanden und in den Bewegungsausdruck und die Bewegungshandlung differenziert (Bewegungsmodell).

Das zugrunde liegende Menschenbild sieht den Menschen als Produzent seines eigenen Sinns.

Das Konzept der Bewegungstherapie mit Erwachsenen wird der Theoriebrille der → leiblichen, impliziten und unbewussten Entwicklung zugeordnet.

Diagnostik steht für Hölter in einem engen Zusammenhang mit der Therapieevaluation. Die Diagnostik wird in diesem Konzept „in ein Bündel von anderen Informationen und Eindrücken zur Ausgangslage eingeordnet, was u. a. mit der Tatsache zusammenhängt, daß der Sport- und Bewegungstherapeut im klinischen Bereich in der Regel erst nach der → Indikationsstellung tätig wird" (1993, 67). Es wird eine therapie-vorbereitende und therapiebegleitende Diagnostik vorgeschlagen, die demnach gleichzeitig der Evaluation dient.

Die von Hölter formulierten Basisziele beschreiben Möglichkeiten einer psychomotorischen Intervention, wobei zumeist auf einem Ziel der Schwerpunkt liegt, auch wenn sie gleichzeitig angesprochen werden können (1989, 188 f.; 1993, 24 ff.):

- **Aktivierung** (Überwindung der Passivität, Stabilisierung somatischer Basis, Steigerung des Wohlbefindens, Förderung des Körperbewusst-seins, Ermöglichung und Rehabilitation sinnlicher Erfahrungen),
- **Freizeitgestaltung** (Förderung des Wohlbefindens und Selbstregula-tion, Einbettung in soziales Netzwerk),
- **Vermittlung von Kompetenzen** (körper- und bewegungsbezogene Lebenshilfen, Vermittlung von Bewegungs-, Spiel- und Sportformen, Erlernen von körperbezogenen Überlebenshilfen in Stresssituatio-nen),
- **Bewegung als Element der Psychotherapie** (Bedeutung von Diag-nostik und Therapie, Bewegung dient hier als Medium, um psycho-therapeutische Grundthemen anzusprechen: Bindung vs. Lösung, Vertrauen vs. Misstrauen, Nähe vs. Distanz, Hoffnung vs. Verzweif-lung, Passivität vs. Aktivität, Macht vs. Ohnmacht, Trauer vs. Freude, Einsamkeit vs. Kontakt, Angst vs. Mut, Dominanz vs. Unterordnung, Aggression vs. Zurückgezogenheit u. a.).

In diesem Zusammenhang schreibt Hölter, dass die Bewegungstherapie auf psychomotorischer und sportpädagogischer Grundlage „als Aus-drucks- und Erlebnisverfahren spezifische Probleme auf einer Hand-lungsebene sichtbar machen, sie benennen und sie in Zusammenarbeit mit Psychotherapeuten auf der nonverbalen Ebene bearbeiten" kann (1989, 190).

Als differentielle Ziele nennt Hölter Punkte, die für das Individuum oder die Gruppe konkret formuliert werden. Sie werden individuell in den Situationen entwickelt und dienen der Formulierung von so-genannten „Leitthemen", die dann in der Praxis auf verschiedene Art und Weise angegangen werden.

Die Umsetzung der Ziele erfolgt themenorientiert. Dazu werden be-wegungsorientierte Inhalte spezifischen Themen untergeordnet. Mögliche praktische Inhalte der Bewegungstherapie, orientiert an „Bedeutungs-aspekten menschlicher Bewegung", sind: Gesundheit / Wohlbefinden, Spielen und Leisten, Entspannung/Kontemplation, Kommunikation/→ Interaktion, → Exploration/Awareness, Expression/Gestaltung, Inhalte mit Bezug zu anderen expressiven Medien (Kunst, Musik, Theater, Tanz) (nach Grupe in Hölter 1989, 191). Aus Inhalten lassen sich keine direkten Konsequenzen für eine Intervention ableiten, da Inhalte zunächst ziel- und wertambivalent bzw. vieldeutig sind (Hölter 1993, 58). Um mit Inhalten Ziele zu verwirklichen, müssen diese in Bezug zu der „Problematik" des Adressaten stehen. Dabei ist nicht die Vielzahl von Inhalten bedeutend, sondern die Bewusstheit über das Spektrum von möglichen individuellen Bedeutungen, die unterschiedliche Inhalte für Klienten haben können. Inhalte sind demnach „Werkzeuge und ihr geschickter Einsatz kennzeichnet den guten ‚Handwerker'" (Hölter 1993, 29). Inhalte sind in der Therapie das Medium, um pädagogisch-therapeutische Prozesse zu stimulieren und zu bearbeiten. Zu Themen „werden dabei solche Inhalte, die mit spezifischen Zielvorstellungen, mit individuellen Möglichkeiten von bestimmten Adressaten, mit eigenen Kompetenzen, mit institutionellen Rahmenbedingungen und anderen situativen Vorgaben verbunden sind…" (Hölter 1993, 30). Standardthemen in einer → Mototherapie für Erwachsene im psychiatrischen Bereich sind z. B. „die Auseinandersetzung mit Nähe und Distanz, mit Alleinsein und Kontakt, mit Macht und Ohnmacht, mit Passivität und Aktivität, mit Trauer und Freude, mit Angst und Mut, mit Dominanz und Unterordnung, mit Vertrauen und Mißtrauen, mit Entscheidungs- und Konfliktfähigkeit, mit Hoffnungslosigkeit und Zuversicht, mit Aggressivität und Zurückgezogenheit" (Hölter 1993, 58 f.).

Hölter stellt in seinem Konzept im Detail Faktoren der Therapieplanung (z. B. Gruppenzusammensetzung, Hintergrundinformationen, Berücksichtigung von Wünschen und Bedürfnissen) sowie Möglichkeiten zur Gestaltung einzelner Therapiesequenzen vor (1993, 53 ff.). Weiterhin beschreibt er drei Therapiephasen und deren vorherrschende Inhalte und Aufgaben (65 ff.):

- Anfangsphase: dient der psychophysischen Erwärmung, dem Kennenlernen, der Strukturierung und dem Vertrauensaufbau; sie ist eher funktionell ausgerichtet
- Hauptphase: dient der Auseinandersetzung mit Zielen, dem Experimentieren, der Selbstbeobachtung und der Konfrontation; sie ist bedeutend für die Beziehungsgestaltung
- Endphase: dient der Verbalisierung, der Reflexion, der Erläuterung und der Deutung; sie berücksichtigt die Metaebene (= übergeordnete Ebene oder Sichtweise)

Welche Bedeutung dem Spiel im Rahmen der → Mototherapie zukommt, wird nicht explizit thematisiert. Aus den dargestellten Praxisbeispielen wird deutlich, dass dem Spiel eine sogenannte Mittlerfunktion zukommt. Das Spiel eröffnet Zugangsmöglichkeiten zum Menschen und dient der Auseinandersetzung mit seiner Umwelt.

Die Evaluation der Therapie erachtet Hölter als unbedingt erforderlich, um das Konzept im klinischen Bereich zu etablieren (1989, 191; 1993, 67). Er schlägt eine Evaluation hinsichtlich des Verlaufs (Ergebnis- und Prozessevaluation) und hinsichtlich der Bewertung (Fremd- und Selbstevaluation) vor:

- Ergebnisevaluation: Erfassung von Veränderungen im → psychischen und sozialen Bereich mittels Anfangs- und Enderhebung
- Prozessevaluation: Erfassung von therapiebegleitenden Veränderungen, die mit der Behandlung in Zusammenhang stehen
- Fremdevaluation: Erfassung verschiedener physiologischer, → motorischer, sportlicher und psychomotorischer Parameter von außen mittels verschiedener diagnostischer Methoden und spezieller Verfahren
- Selbstevaluation: Erfassung eigener Sichtweisen bzgl. verschiedener Parameter (Körperzufriedenheit, Wohlbefinden, Körperkontakt, → Körperschema, Beziehung Körper- / Selbsterleben, allgemeine Wirkfaktoren) mittels Befragung und Selbstbeobachtung

Motologie im Erwachsenenalter: Das Konzept der → Motologie im Erwachsenenalter wurde von der Sportpädagogin und Motologin Ruth Haas entwickelt.

Das Konzept ist für Menschen jungen und mittleren Erwachsenenalters gedacht. Eine Spezialisierung im Eigentlichen auf eine bestimmte Klientel gibt es nicht. Allerdings formuliert Haas zentrale Zugangs- und Vorgehensweisen für Menschen mit psychiatrischen Diagnosen (Haas 2002).

Die theoretischen Bezüge stammen aus der Entwicklungspsychologie (Flammer 1990; Havighurst 1974; Kegan 1991; Thomae 1988; von Weizsäcker 1996), der Soziologie (Antonovsky 1997) und der Psychomotorik (Hölter 1993).

Bewegung wird als Mittel gesehen, mit welchem der Mensch zum aktiven Gestalter und zum Handelnden wird. Durch Bewegung sammelt der Mensch Erfahrungen, kann Wirkungen ausüben und sich mit Grenzen auseinandersetzen. Bewegung nimmt demnach eine zentrale Rolle ein. Haas sieht Bewegung und → Leiblichkeit als Zugang zur menschlichen Persönlichkeit und formuliert hierzu elf zentrale Thesen bezüglich des Verständniszusammenhangs von Bewegung (1999, 42) (Bewegungsmodell).

Für Haas sind Entwicklungsprozesse über die Lebensspanne und damit insbesondere im Erwachsenenalter bedeutend. Die Individualität von Menschen bringt eine Vielzahl von Entwicklungsverläufen hervor, die es zu berücksichtigen gilt. Der Mensch wird als Ganzes „in seiner sozialen und historischen Eingebundenheit" gesehen (Haas 2004, 520). Es liegt das Bild eines Menschen zugrunde, „der sich selbst als bio-psycho-soziales System in der komplexen Wechselbeziehung mit dem Kontext konstruiert und organisiert" (Haas 1999, 14) (Menschenbild).

„Die Selbstorganisations- und Selbstkonstruktionsprozesse eines Individuums können lediglich angeregt werden. Die ‚Entwicklungs- oder Heilungsarbeit' muss von jeder Person selbst bewältigt werden" (Haas 2004, 522).

Das Konzept der → Motologie des Erwachsenenalters kann der Theoriebrille der → ökologisch-systemischen Vernetzung und den Theorien der → kognitiven Konzepte zugeordnet werden.

Es wird die Notwendigkeit einer → salutogenetischen (gesundheitsorientierten) Diagnostik hervorgehoben, welche sich mit Störungen und Symptomen sowie deren → Ätiologie befasst (Haas 1999).

„Salutogenetische Diagnostik als prozessuale Verlaufserhebung muß die Menschen in ihrem gesamten Lebenszusammenhang betrachten, um sie angemessen zu verstehen und herauszufinden, welche Widerstandsquellen im Alltag vorhanden sind" (Haas 1999, 195).

Als Methoden werden Gespräche, Tagebuchaufzeichnungen und Beobachtungsskalen (z. B. → LOVIPT, Kestenberg Movement Profile oder → Laban-Bewegungsnotation) genannt.

Als Ziele einer → Motologie des Erwachsenenalters werden die Vermittlung von Wirksamkeitserfahrungen, „die leibliche Vorgänge durch Information und Wissensvermittlung erklären helfen und sinnhafte Erfahrungen ermöglichen, die für die Menschen aus eigener Sicht bedeutsam sind", gesehen (Haas 2004, 521).

Das Konzept „arbeitet sowohl symptominduziert – als auch entwicklungsorientiert" (2004, 520). Es werden psychosoziale und leibbezogene Themen des frühen und mittleren Erwachsenenalters genannt, die im

Rahmen des Konzeptes praktisch bearbeitet werden können (z.B. Ablösung, Identitätsentwicklung, Erhaltung konditioneller Fähigkeiten, familiäre Wandel, beruflicher Wiedereinstieg) (Haas 1999, 175 ff.). „Entsprechend der individuellen Themen der Teilnehmer werden Erfahrungsräume geschaffen und Bewegungsfragen gestellt, die an den Ressourcen der Menschen ansetzen" (Haas 2004, 523). Eine Selbstbefähigung im Umgang mit Beschwerden und/oder Störungen ist hierbei ein zentraler Auftrag (Praxis/Inhalte). Haas formuliert Leitsätze, die das methodische Vorgehen betreffen und entwicklungstheoretisch begründet sind:

- „Anregung zu aktivem Handeln und zur Kommunikation über Situations- und Bewegungsangebote,
- Orientierung am Entwicklungsstand des Subjektes,
- Aktive Beteiligung des Subjektes,
- Integrative Förderung von Wahrnehmung und Bewegung,
- Integration der → emotionalen, → kognitiven und organismischen Prozesse in die Interventionsplanung und -gestaltung,
- Anerkennung der Subjektivität der Wahrnehmung,
- Bewegung und → Leiblichkeit werden als sinnhafte Phänomene mit situativer und individueller Bedeutungszuschreibung verstanden" (Haas 1999, 192).

Auf die Bedeutung des Spiels wird nicht explizit eingegangen. Das Spiel hat hier eine ähnliche Bedeutung wie auch bei Hölter. So sind die angewandten Methoden nicht spezifisch, sondern das Angebot erfolgt passend zur jeweiligen Analyse nach dem multifaktoriellen Gesamtbild der Klienten. Spiel als solches hat damit eine Mittlerfunktion. Es dient als Mittel zum Zweck. Dennoch gilt Spiel als ideale Form des Zugangs zum Menschen in seiner Auseinandersetzung mit sich selbst, anderen Menschen und der Umwelt im weiteren Sinne.

Zur Evaluation werden explizit keine Angaben gemacht.

Psychomotorik im Alter: Das Konzept der → Motogeragogik, d.h. der Psychomotorik mit alten Menschen, wurde von der Diplom-Pädagogin und Sportlehrerin Marianne Philippi-Eisenburger entwickelt (1989/1991).

Das Konzept wurde ursprünglich für die sogenannten „jungen Alten", die rüstigen, vitalen Älteren erarbeitet (1989). Inzwischen fanden Ergänzungen insofern statt, dass nun auch Menschen, die im Alten- und Pflegeheim leben, berücksichtigt werden (Eisenburger 2004/2005) (Klientel).

Eisenburgers theoretische Bezüge stammen vor allem aus der Entwicklungspsychologie (Piaget 1973; v. Weizsäcker 1968), → Gerontologie (Thomae 1970 / 1983) und der Psychomotorik (Irmischer 1987). Weiterhin begründet sie ihr Konzept aus soziologischer Perspektive, in dem die → demographische Entwicklung in unserer Gesellschaft aufgezeigt und entsprechende Probleme und Aufgabenstellungen herausgestellt werden (Eisenburger 2004). Das Konzept der → Motogeragogik befasst sich mit Fragestellungen zu Daseinsthemen alter Menschen, Kompetenzen zur Lösung von Entwicklungsaufgaben, Bewegung als Medium der Kompetenzerhaltung sowie den Inhalten für eine praktische Bearbeitung. Als Daseinsthemen wurden insbesondere herausgestellt: Identität und Persönlichkeit, Zeit und Sinn sowie Isolation und Integration (Eisenburger 1996).

Bezugstheorien zur Bewegung werden insofern angesprochen, dass → Bewegungsthemen explizit benannt werden, z.B. „Grundformen der Bewegung (von Laban 1988) als Grundbestandteile jeglicher menschlichen Bewegungsäußerung: Fortbewegung, Ruhe / Haltung, Gestik, Sprung, Drehung" (Bewegungsmodell) (Philippi 1989, 202).

Das zugrunde liegende Menschenbild beschreibt einen Menschen als ein Wesen, der sich „in der tätigen, wechselseitigen Interaktion mit der Umwelt in Abhängigkeit von biologischen Bedingungen" entwickelt (organismisches Modell) (Philippi-Eisenburger 1991, 127). Der Mensch wird als Gestalter seiner Entwicklung angesehen.

Das Konzept der → Motogeragogik (Psychomotorik im Alter) wird der Theoriebrille der → kognitiven Konzepte zugeordnet.

Für die diagnostische Abklärung sind ein Beobachtungsbogen und Fragebogenkatalog vorgesehen, „mit denen die momentanen Fähigkeiten und Bedürfnisse besser festgehalten werden und ein individueller Förderplan erstellt werden kann" (Eisenburger 1996, 133).

Übergeordnetes Ziel ist die Weiterentwicklung des Menschen und damit seine Entwicklungsförderung. Der Fokus liegt bei den jungen Alten auf der präventiven Bewegungsarbeit. Das Ziel ist eine Persönlichkeitsbildung und -förderung durch Bewegung „zur Erhaltung der Handlungskompetenz, der persönlichen Identität und der Mobilität" (Philippi 1989, 193). Es geht um den Menschen und seine Identität (Eisenburger 2004), um „Selbstbewußtsein und Selbstsicherheit, die anfallenden Lebensaufgaben zu lösen" (Eisenburger 1996, 130). Den alten Menschen wird durch die Förderung die Möglichkeit gegeben, lebenswichtige Anteile zu aktivieren, anzuregen und wieder Erfahrungen zu sammeln, um so Lebensqualität zu erhalten oder zurückzugewinnen.

In der Praxis werden verschiedene Themen bearbeitet und Erfahrungsfelder eröffnet. Hier lehnt sich Eisenburger an das Konzept der → Motopädagogik an, welches drei Kompetenzbereiche bzw. Erfahrungsfelder umfasst (Eisenburger 2004):

- Ich-Kompetenz: Körpererfahrung, Wahrnehmung, Bewegungsfähigkeit, Alltagsmotorik, biologisch-organische Grundlagen, Entspannung, Gedächtnis
- Sozial-Kompetenz: soziale Wahrnehmung, gemeinsames Tun, Kommunikation, → Interaktion
- Sach-Kompetenz: materiale Erfahrung, → sensomotorisches Handeln, Umgang mit Dingen, Natur

Die zugeordneten Themen und Inhaltsbereiche orientieren sich an den alltäglichen Lebensanforderungen im Alter (Philippi 1989). Es wird empfohlen, eines der Themen auszuwählen und dieses vertieft über das Medium Bewegung zu bearbeiten. Dementsprechend werden bewegungsorientierte Angebote mit Elementen aus Psychomotorik, → Rhythmik, darstellendem Spiel, Ausdruckstanz, Pantomime etc. unterbreitet. Zudem ist eine „Reflexion dessen, was in der Stunde passiert, welches Thema bearbeitet wird und wie sich der einzelne mit dem Thema auseinandersetzt, … unabdingbarer Bestandteil motogeragogischer Arbeit" (Eisenburger 1996, 133).

Die Spiele dienen Zwecken, welche sich an der thematischen Analyse orientieren (z.B. Aktivierung, Alltagsleben, Sinnperspektiven fürs Leben,…) Eine Möglichkeit der Aktivierung ist es, ein Thema aufzugreifen und in die Turnhalle zu übertragen, welches bei den alten Menschen Erinnerungen weckt und diese wieder im Geist und Körper lebendig werden lässt. So kann z.B. ein Ausflug in den Wald oder an einen See damit beginnen, dass sich alle Teilnehmer der Gruppe räkeln und strecken und dann einen Spaziergang mit musikalischer Begleitung bzw. dem Singen von Wanderliedern machen. Am Ziel angekommen, ruhen sie sich mittels Atemübungen aus. Dann können einzelne Spiele zum Gedächtnistraining folgen, z.B. was ist im Rucksack? Anschließend sind Spiele mit Materialien möglich, die mit Wald oder Wasser verbunden werden, z.B. Füße ins Wasser stecken, Tannenzapfen fühlen und beschreiben usw. Die alten Menschen können miteinander tanzen und sich abschließend nochmals mittels gezielter Entspannungsübungen erholen.

Zur Evaluation liegen keine Ausführungen vor.

Literatur

Fischer, K. (2009): Einführung in die Psychomotorik.

Köckenberger, H.,Hammer, R. (Hrsg.) (2004): Psychomotorik. Ansätze und Arbeitsfelder. Ein Lehrbuch.

5

Wie entwickelt man ein psychomotorisches Förderkonzept für das eigene Arbeitsfeld?

Mit zunehmender Professionalisierung psychomotorischer Arbeitsweisen, aber auch mit steigender Forderung nach → Qualitätssicherung wird die Frage der Konzeptbildung und -vertretung immer wichtiger. Auch wenn es vielfältige psychomotorische Konzepte gibt, und jeder sich an einem bereits vorhandenen Konzept orientieren kann, so stellt sich in der Praxis trotzdem häufig die Frage und damit schließlich die Aufgabe, ein individuelles Handlungskonzept für das eigene Arbeitsfeld zu entwickeln.

Das Wort Konzept stammt aus dem Lateinischen und bedeutet soviel wie „erfassen" bzw. „in sich aufnehmen". Ein Konzept orientiert sich in der Regel an den realen Bedingungen einer Institution bzw. eines Arbeitsfeldes und möchte das praktische Handeln real beschreiben und/oder geplantes Handeln realitätsnah umsetzen. Ein Konzept ist stets sehr individuell, da es die institutionellen und persönlichen Bedingungen berücksichtigt. Die Erstellung eines Konzeptes kann verschiedene Ziele verfolgen. So ist ein Konzept hilfreich und unterstützend für:

- die persönliche Identifikation und Sinngebung mit der eigenen Arbeit,
- die Erklärung und Begründung des eigenen Tuns (→ Qualitätssicherung),
- die Verdeutlichung der eigenen fachlichen Qualifikation und Kompetenzen (Information),
- eine Abgrenzung zu anderen Fachgebieten,
- die Veranschaulichung des zugrundeliegenden Menschenbildes und Entwicklungsverständnisses (Positionierung),
- die Darlegung eigener inhalts- und sachbezogenen Positionen hinsichtlich eines Themengebietes oder Arbeitsschwerpunktes,
- eine Strukturierung des eigenen Handelns,

- die Ermöglichung einer Orientierung im Rahmen einer Institution und / oder Teams,
- die Entwicklung eines persönlichen Profils (Profilbildung) und / oder
- eine Reflexion des eigenen Tuns und der Standortbestimmung.

Merksatz

Mittels eines Konzeptes gelingen eine Positionierung, eine Begründung sowie eine Fundierung des praktischen Handelns. Zudem wird infolge einer intensiven Auseinandersetzung zunehmend individuell Sicherheit bzgl. der Außendarstellung des eigenen Tuns erlangt.

Ein Konzept bedeutet eine Erfassung und Beschreibung von Gegebenheiten, die eine Arbeitsweise kennzeichnen. Diese werden schriftlich zusammengefasst und dokumentiert. Ein Konzept ist notwendig, um das praktische zielgerichtete Handeln zu planen, um eine Basis für ein gemeinsames Tun zu schaffen und / oder um andere über das eigene Tun zu informieren. Mögliche Inhalte eines Konzeptes sind (Zuberbühler 2006):

- Grundsätzliches / Ausgangslage (Gesetze, Menschenbild, vertragliche Regelungen, Personal, Funktionen, Auftrag, Situations- und Bedarfsanalyse, …)
- Rahmenbedingungen (Räumlichkeiten, Zeit, Verfügungsmöglichkeiten, Gruppengröße, → Klientel, Zugangswege, Kostenträger, …)
- Ziele und Inhalte (Methoden, Vorgehen, Rituale, …)
- Qualitätssicherung (Methoden, Häufigkeit, Zielvereinbarungen, Supervision …)
- Kooperationsbeziehungen

In jedem Konzept spiegeln sich Werte und Normen der Konzeptentwickler wieder. Da jeder Mitwirkende andere Vorstellungen hat, ist es zu empfehlen, dass alle am Geschehen beteiligten Personen mitarbeiten und dabei ihre Kompetenzen, Wünsche und Eigenheiten einbringen (Hopf 2008). Jedes Konzept sollte die Rahmenbedingungen sowie die individuellen fachlichen Bedürfnisse der Mitwirkenden berücksichtigen. Das Konzept kann von Beginn an adressatenorientiert entwickelt werden, z. B. für Kinder, Eltern, Träger oder die Schule (Hopf 2008).

Konzepte sollten in regelmäßigen Zeitabständen auf ihre Gültigkeit, d. h. Aktualität und auch kontextbezogene Bedeutung überprüft und ggf. überarbeitet werden.

Konzeptionsfragen

Für die Entwicklung eines Konzeptes zur psychomotorischen Praxis finden sich nun im Folgenden beispielhaft Fragen, die einer Strukturierung eigener konzeptioneller Vorstellungen dienen können. Die Fragen sind so ausgewählt, dass dem Fragenden bei einer Antwort wesentliche Aspekte des Konzeptes deutlicher werden und er einen Einblick in die praktische psychomotorische Arbeit erhält.

1. Was ist mein Verständnis von Psychomotorik? (Begriffsverständnis) (vgl. Kap. 1)
2. An wen lehne ich mich in meiner Arbeit theoretisch und praktisch an? Wie begründe ich mein Handeln? (theoretische Bezüge) (vgl. Kap. 3 und 4)
3. Was ist mein Menschenbild? (vgl. Kap. 3)
4. Welches Bewegungsmodell liegt meiner psychomotorischen Arbeit zugrunde? (vgl. Kap. 4)
5. Welches sind meine grundlegenden Vorstellungen bzgl. Interventionsprozesse (Grundhaltungen, Reflexion u. a.) (vgl. Kap. 3)
6. Für wen plane ich die Stunde? (→ Klientel, Alter, Gruppe / Einzel, Größe) (vgl. Kap. 4)
7. Was sind Ziele der psychomotorischen Förderung? Was soll erreicht werden? (vgl. Kap. 4)
8. Welche → Entwicklungsbereiche werden schwerpunktmäßig gefördert?
9. Welchen Weg wähle ich, um die Ziele zu erreichen? (Methoden, Vorgehen, Rahmen, Rituale) (vgl. Kap. 4)
10. Wie viel Zeit habe ich? (Dauer wöchentlich und insgesamt) (vgl. Kap. 4)
11. Was zeichnet mein diagnostisches Vorgehen aus? (Methoden, Verfahren) (vgl. Kap. 4)
12. Welche Differenzierungsmöglichkeiten bzw. Variationen sind mir im Rahmen der psychomotorischen Förderung möglich?
13. Welche Bedeutung hat Teamarbeit für mich?
14. Wie erfolgt eine Evaluation der psychomotorischen Förderung?

Diese Fragen können nicht allgemein gültig, auch nicht generell für einen Psychomotoriker beantwortet werden, sondern hängen stets von den entsprechenden institutionellen Rahmenbedingungen (Träger, → Klientel u. a.) ab. Außerdem ist ein Konzept stets veränderbar, d.h. für Überarbeitungen, Ergänzungen und Aktualisierungen offen. Das bedeutet, dass Konzeptentwicklung einen fortlaufenden Prozess darstellt (Hees 2006).

Merksatz

Wichtig ist es, bei der Erstellung eines psychomotorischen Konzeptes, dass stets das Besondere im Vergleich zu „nicht-psychomotorischen" Konzepten herausgestellt wird, so dass eine Abgrenzung zu anderen Fördermaßnahmen stattfinden kann.

Zur Veranschaulichung folgen zwei Beispiele. Hier wird deutlich, dass trotz gleicher Berufsqualifikation „Motopäde/Motopädin", in Abhängigkeit von der Person und der praktischen Tätigkeit, unterschiedliche konzeptionelle Vorstellungen vorhanden sind.

Beispiel

Beispielkonzept 1 eines Motopäden:

1. Was ist mein Verständnis von Psychomotorik?
   Während der Ausbildung zum Motopäden in Dortmund entstand die Idee, das Konzept der psychomotorischen Sprachförderung für Kinder im Vor- und Grundschulalter zu schreiben. In diesem sehe ich die Psychomotorik als Konzept der Entwicklungsförderung, welchem ein ganzheitlich-humanistisches Menschenbild zugrunde liegt. Außerdem beschreibt die Psychomotorik für mich eine Haltung, die die Beziehung und den Dialog zwischen den Kindern und mir immer wieder zu reflektieren und aktiv zu gestalten fordert.

2. An wen lehne ich mich in meiner Arbeit in Theorie und/oder Praxis an? Wie begründe ich mein Handeln? (Theoretische Bezugspunkte)
   Entwicklung betrachte ich im Sinne Bronfenbrenners als dauerhafte Veränderung der Art und Weise, wie eine Person die Umwelt wahrnimmt, sich mit ihr auseinandersetzt und diese versteht.
   In der psychomotorischen Sprachförderung stütze ich mich auf Eggerts Stabilisierungshypothese, die besagt, dass die Gesamtpersönlichkeit im → emotionalen und sozialen Bereich durch psychomotorische Förderung stabilisiert wird. Das gestärkte → Selbstkonzept wirkt positiv auf die sprachliche Entwicklung!

Entwicklungstheoretisch lehne ich mich an Daniel Stern an, der die Entwicklung des Selbstempfindens als einzigartige subjektive Organisationsform beschreibt, die sich äußert und weiterentwickelt. Die von ihm als bedeutungsvoll beschriebenen Vorgänge lassen unmittelbaren Rückschluss auf die Förderung zu. Vor allem dem Empfinden der Urheberschaft schreibe ich eine Schlüsselfunktion zu. Außerdem wird diese im bayrischen Bildungsgesetz besonders herausgestellt („Kinder erfahren Selbstwirksamkeit").

3. Was ist mein Menschenbild?
   Auch zum Menschenbild macht das bayrische Bildungsgesetz Vorgaben. So sieht es vor, dass „das Kind seine Bildung und Entwicklung von Geburt an aktiv mit gestaltet". Ich selbst orientiere mich am humanistischen Menschenbild anlehnend an Rogers, welches geprägt ist von Empathie, Kongruenz und Akzeptanz. Somit sehe ich das Kind als Akteur seiner Entwicklung und mich als Verführer in Lernfelder.

4. Welches Bewegungsmodell liegt meiner Arbeit zugrunde?
   Der psychomotorischen Sprachförderung liegt kein bestimmtes Bewegungsmodell zugrunde.

5. Welches sind meine grundlegenden Vorstellungen bzgl. Interventionsprozesse (Grundhaltungen, Menschenbild, Reflexion u. a.) (Grundlagen Intervention)
   Grundlegend gehe ich von einer Förderung im Dialog aus. Da meine Förderstunden im Gruppenkontext stattfinden, bereichern sich die Kinder in erster Linie gegenseitig. Intervention ist für mich vielmehr die Gestaltung des Rahmens. Also die Gruppenzusammenstellung, der Raum (vorbereitet oder leer) und die zur Verfügung gestellten Materialien. Sicher gibt es darüber hinaus noch Formen der Intervention, die ich aber eher als Verstörung im konstruktiven Sinne verstehe. Verstörung durch die Gruppe oder durch mich. Dies spiegelt auch meine Grundhaltung des Vertrauens in die kindliche Entwicklung wieder und die Überzeugung, dass das Kind seine Entwicklung selbst gestaltet. Anlehnend an den Bayrischen Bildungs- und Erziehungsplan sind mir folgende Aspekte für die Förderung wichtig:

   - „Der neugeborene Mensch kommt als kompetenter Säugling zur Welt."

- „Kinder gestalten ihre Bildung und Entwicklung von Geburt an aktiv mit."
- „Jedes Kind unterscheidet sich durch seine Persönlichkeit und Individualität von anderen Kindern."
- „Kinder haben Rechte."

6. Für wen plane ich die Stunde? (Klientel, Alter, Gruppe/Einzel, Größe)
Die Stunden sind für max. vier Vor- und Grundschulkinder geplant, wobei das Geschlecht für die Planung keine Rolle spielt. Der Zugang zu den Kindern erfolgt über eine logopädische Praxis vor Ort. In den Einzelsitzungen der Logopädin findet auch eine Eingangsdiagnostik statt, die per Video aufgezeichnet und für die Gruppenzusammenstellung gemeinsam reflektiert wird. Zusammen mit dieser Logopädin findet dann die psychomotorische Sprachförderung statt. Die Gruppen werden nach Gesichtspunkten zusammengestellt, die möglichst eine Bereicherung für die Kinder darstellen (gegenseitige, konstruktive Verstörung vs. Sicherheit durch „Gleichgesinnte").

7. Was sind übergeordnete Ziele meiner psychomotorischen Förderung?
Übergeordnetes Ziel ist die Förderung des → Selbstkonzeptes, welches sich positiv auf die sprachliche Entwicklung der Kinder auswirkt.

8. In welchen → Entwicklungsbereichen liegen die Schwerpunkte der Förderung?
Schwerpunkt der Förderung ist der sozial-emotionale Bereich. Da wir davon ausgehen, dass eine Förderung des sozial-emotionalen Empfindens sich ganzheitlich auswirkt und somit auch die sprachliche Entwicklung fördert. Förderdiagnostisch werden aber natürlich auch der sprachliche Bereich, die → Motorik und die auditive Wahrnehmung erfasst und somit auch gefördert.

9. Welchen Weg wähle ich, um die Ziele zu erreichen? (Methoden, Vorgehen, Rahmen, Rituale) (Vorgehen)
Viele Kinder wirken in den ersten Stunden sehr zurückhaltend, orientieren sich an den Erwachsenen und suchen Sicherheit. Hier können Rituale eine hilfreiche Brücke in die Psychomotorikstunden schlagen.

Eine Anfangsrunde, in der die Kinder erstmal ankommen und, wenn sie möchten, erzählen dürfen, hat sich sehr bewährt. Hier erfahren die Kinder dann auch gleich etwas über die Befindlichkeit der anderen und über die bevorstehende Zeit.

10. Wie viel Zeit habe ich? (Dauer wöchentlich und insgesamt)
    Die Kinder kommen wöchentlich in die psychomotorische Sprachförderung. Die Einheiten dauern 60 Minuten. Insgesamt empfehlen wir 30 Stunden mit Pausen. Zollinger rät zu dreimonatigen Pausen, da sie die Förderung als Impulsgeber für die Entwicklung ansieht.

11. Wie gehe ich in der Diagnostik vor? (Methoden, Verfahren)
    Jede diagnostische Situation dient der Förderung, bzw. in jeder diagnostischen Situation kann gefördert werden. Umgekehrt ist jede Fördersituation auch eine diagnostische Situation, da ich fortlaufend in der Förderung beobachte und mich mit dem Kind auseinandersetze.
    Bezüglich diagnostischer Erfassung lehne ich mich theoretisch an Diagnostische Inventare (Eggert; Reichenbach; u.a.); Sprachdiagnostik nach Zollinger (Erstellung eines Entwicklungsprofils) an.
    Die diagnostischen Methoden sind rein qualitative, beschreibende Methoden: Beobachtung, Gespräch, Arbeitsprodukte, Diagnostische Inventare und → Screenings.

12. Welche Differenzierungsmöglichkeiten bzw. Variationen sind mir im Rahmen der Psychomotorik möglich?
    Neben der Anfangsrunde und evtl. einem Anfangsspiel gestalten die Kinder die Stunde selbst. Das heißt, wir greifen die Spielideen der Kinder auf, hinterfragen und begleiten die Kinder mit logopädischen Methoden wie dem „Korrektiven Feedback" oder dem „Dialogischen Gestalten" und bieten ihnen uns als Modell an. Je nach Förderziel oder diagnostischem Bedarf verstören wir die Kinder mit vorgegebenen Spielsituationen, die Variationen in den Schwierigkeitsgraden bereithalten. Das Kind entscheidet selbst, welche Variante es wählt.

13. Welche Bedeutung hat Teamarbeit für mich?
    Egal ob in der psychomotorischen Sprachförderung oder meinen anderen Arbeitsfeldern ist die Teamarbeit für mich der Schlüssel zu einem erfolgreichen Wirken. Vor allem schätze ich die Sichtweisen

meiner Kollegen und die Möglichkeit der Sicht aus einer anderen Perspektive. In der psychomotorischen Sprachförderung bedeutet dies die Auseinandersetzung und Bereicherung mit einer und durch eine Logopädin.

14. Wie erfolgt eine Evaluation der Förderung?
Da es sich um ein neues Konzept handelt, werden die Kinder, Eltern, Lehrer, Ärzte und die behandelnde Logopädin in die Evaluation durch Fragebögen einbezogen. Hier soll vor allem der subjektive Eindruck der Befragten erfasst werden. Neben der Überprüfung der Stabilisierungshypothese soll vor allem der Zusammenhang von Erleben (Sprachanlass) und Sprechverhalten überprüft werden.
(Aus der Praxis von Marcus Bauer, Bamberg.)

Beispiel ▶

Beispielkonzept 2 einer Motopädin:

Für mich ist Psychomotorik ein Konzept der Förderung, in dem über die Bewegung in den Dialog mit dem Kind getreten werden kann und man darüber an Förderzielen arbeitet (Verständnis Psychomotorik).
Mein psychomotorisches Handlungskonzept ist für einen ganztägig geöffneten evangelischen Kindergarten. Ich arbeite psychomotorisch mit Kindern von zwei bis sechs Jahren in Einzel- oder Gruppensituationen (max. sechs Kinder). Die Kinder zeigen zumeist Auffälligkeiten im Sozialverhalten oder im Selbstbewusstsein (z. B. Schüchternheit) oder hinsichtlich der → Kognition (z. B. unzureichende Handlungsplanung). (Klientel)
Ich biete psychomotorische Förderung in Einzel- und Gruppensituationen an. Eine Einheit dauert ca. 20 Minuten und findet einmal pro Woche in den Räumlichkeiten der Einrichtung statt. (Dauer)
Als Motopädin orientiere ich mich zunächst an dem der Motopädie zugrunde liegenden humanistischen Menschenbild sowie am Konzept der → Salutogenese von Antonovsky. Ebenso beeinflussen mich die Arbeit von Bowlby zum Bindungsverhalten, das Konzept der Resilienz nach Seligman und die Entwicklung des Selbstempfindens nach Daniel Stern. Zudem interessiere ich mich für die Forschungsergebnisse aus der Neurobiologie von Gerald Hüther, der die Wichtigkeit der → Selbstwirksamkeit und der → emotionalen Bindung in der Entwicklung hervorhebt. (Theoretische Bezugspunkte)

Wir arbeiten konzeptionell nach dem Situationsansatz mit den Zielen, Problemlösungswissen, Handlungsfähigkeit, praktische Fähigkeiten und Solidarität zu entwickeln, und den Prinzipien des exemplarischen Lernens, aktiver Auseinandersetzung mit der Umwelt und Handeln in Ernstsituationen. Zudem unterliegen wir dem hessischen ministeriellen Erlass von 1986, der die Grundsätze für die pädagogische Arbeit im Kindergarten beschreibt. Dieser besagt, dass die Persönlichkeit, soziale Verhaltensweisen, Sinne und → Motorik sowie das Umweltverständnis entwickelt und die geistige Entwicklung gefördert werden sollen. Nach Verabschiedung des hessischen Bildungsplanes werden wir unser Konzept diesen Richtlinien anpassen. Ich sehe hier gute Möglichkeiten, psychomotorisch und förderdiagnostisch zu arbeiten. Spezielles Ziel der psychomotorischen Förderung ist es, individuelle Hilfen zu geben, Vertrauen zu entwickeln, so dass die Kinder Selbstbewusstsein erlangen. Die Förderung der Gesamtpersönlichkeit steht im Vordergrund. Sie sollen möglichst Freude an der psychomotorischen Förderung haben. (Ziele)

Meine psychomotorische Arbeitsweise bietet dem Kind einen Rahmen, in dem es selbstbestimmt, eigenaktiv und lösungsorientiert handeln kann. Die Ressourcen des Kindes bilden den Schwerpunkt, in der Diagnostik wie in der Förderung. Das Kind ist aktiv am Prozess beteiligt und bestimmt Inhalte und Tempo der Stunde. Psychomotorik ist Beziehungsarbeit und erfordert den Dialog. Ich trete dem Kind wertschätzend und empathisch gegenüber. So schaffe ich eine vertrauensvolle Atmosphäre, die es dem Kind ermöglicht, ungehemmt zu agieren und sich frei zu entfalten. Durch meine Kongruenz gebe ich ihm die Möglichkeit, sich ebenfalls unverstellt und echt in seinem Verhalten zu zeigen. (Grundlagen Intervention)

Schwerpunktmäßig liegt die Förderung in den → Entwicklungsbereichen der Bewegung und Wahrnehmung, wobei auch → kognitive, kommunikative und soziale Aspekte angesprochen werden. (Schwerpunkte der Förderung)

Der Ablauf der Stunde hängt in der Regel von den Kindern ab. Eine grobe Zielplanung erfolgt nach ca. 3–4 Stunden. Eine detaillierte Stundenplanung erfolgt nicht, da auf die Bedürfnisse der Kinder Rücksicht genommen wird, und diese sehr individuell sind. Bei älteren Kindern werden die Spiele gemeinsam mit den Kindern geplant. So werden z.B. zu Beginn ritualisierte Spiele gemacht (z.B. Fangspiele). Dann kann an einem Thema (z.B. Rollbrett) gearbeitet werden. Bei den kleinen Kindern arbeite ich viel im Sinnesbereich, über den → Tonus und biete sehr viele basale Förderangebote an. Diese Sequenzen sind eher frei gestaltet. (Vorgehen)

Je nach Bedarf findet die Förderdiagnostik am Vormittag in Einzel- oder Kleingruppen im Turn- bzw. Nebenraum statt. Ich nutze die Beobachtung und diagnostische Inventare als Methoden. Durch Alltagsbeobachtungen, die halbjährliche Dokumentation von Entwicklung in Beobachtungsbögen und Elterngespräche erhalte ich Informationen zum Entwicklungsstand des Kindes, lerne seine Ressourcen kennen und erfahre, welche Wege das Kind zum Lernen nimmt. → Hypothesengeleitetes und förderdiagnostisches Arbeiten bieten einen selbstbestimmten, erfahrungsreichen und → selbstwirksamen Rahmen für erfolgreiches Lernen. Um genauere Informationen zu erhalten, nutze ich diagnostische Inventare: das diagnostische Inventar für → motorische Basiskompetenzen DMB, das Diagnostische Inventar auditiver Alltagshandlungen DIAS, das → Selbstkonzeptinventar SKI, das Raum-Zeit-Inventar RZI und das diagnostische Inventar taktil-kinästhetischer Alltagshandlungen DITKA. (Diagnostik)

Ich orientiere mich vorwiegend an dem Bewegungsmodell von Eggert / Ratschinski aus dem Diagnostischen Inventar → motorischer Basiskompetenzen (DMB). (Bewegungsmodell)

Das psychomotorische Arbeiten, inklusive Diagnostik, erfordert interdisziplinäre Zusammenarbeit. Sowohl im Austausch von Informationen und Beobachtungen beim Erarbeiten der → Anamnese als auch bei der Planung der Durchführung der Diagnostik und Förderung. (Teamarbeit)

Wir verfügen in der Institution über eine Beobachtungsdokumentation, die durch ihre beobachtenden und beschreibenden Elemente eine gute Evaluationsgrundlage darstellt. (Evaluation)

(Aus der Praxis von Anja Schütz, Trendelburg.)

Literatur

Hees, S. (2006): Konzeption und Konzeptionsentwicklung.

Hopf, A. (2008): Wie entwickeln wir ein pädagogisches Konzept im Kindergarten?

Zuberbühler, T. (2006): Konzept und Leitbild.

Serviceteil

Ausbildungsmöglichkeiten

Psychomotorik als Fachgebiet und als Konzept einer Entwicklungsförderung über die gesamte Lebensspanne existiert seit den 30er Jahren des 20. Jahrhunderts. Psychomotorik als Förderkonzept ist auch in anderen europäischen und außereuropäischen Ländern zu finden. Dabei gibt es ein gewisses Maß an Gemeinsamkeiten und eine Vielzahl von Unterschieden (Irmischer 1998). Um die fachliche Diskussion anzuregen und die bis dahin eher losen Kontakte der Länder zu intensivieren, wurden Anfang der 1990er Jahre Schritte für einen konkreten Austausch eingeleitet. Speziell für Europa wurde im September 1996 das Europäische Forum für Psychomotorik (EFP) gegründet, dessen erster Präsident Dr. Tilo Irmischer aus Deutschland wurde. Insgesamt 15 Länder gehören dem EFP an (Österreich, Belgien, Tschechische Republik, Dänemark, Deutschland, Finnland, Frankreich, Italien, Luxemburg, Niederlande, Portugal, Slowenien, Spanien, Schweden und Schweiz). „Das EFP arbeitet für die Verbreitung der Psychomotorik in allen europäischen Ländern und um die Kooperationen zwischen den PsychomotoriklehrerInnen zu verbessern. Das geschieht auf verschiedenen Ebenen: Austausch von Studierenden, Lehrern, Professionellen und Wissenschaftlern" (http://www.psychomot.org/forum_psychomotorik/forum_psychomotorik.htm). So wurde zum Beispiel ein Entwurf bzw. ein Mindestprogramm für einen europäischen Bachelor Psychomotorik entwickelt (vgl. http://www.psychomot.org/Download/Bachelor-programme.pdf).

Im Folgenden werden in aller Kürze Einblicke in die Psychomotorik deutschsprachiger europäischer Länder sowie die dort vorhandenen Ausbildungsmöglichkeiten gegeben (Deutschland, Österreich, Schweiz). Dies ist vor allem für diejenigen Leser interessant, die im Ausland Psychomotorik studieren oder psychomotorisch arbeiten möchten.

Deutschland: Die Vielfalt der Konzepte und Ideen zur Psychomotorik sowie deren Entstehung in Deutschland wird in diesem Band vorgestellt. Ergänzend sei an dieser Stelle auf die möglichen Ausbildungsgänge Motopädie und → Motologie in Deutschland hingewiesen: Die erste staatlich anerkannte Motopädieausbildung auf Fachschulebene entstand in Dortmund 1977 (www.motopaedieschule.de) und der erste Motologiestudiengang entstand 1983 an der Universität Marburg (http://web.uni-marburg.de/motologie/).

Österreich: Die Psychomotorik in Österreich lehnt sich inhaltlich stark an die deutsche Schule um Kiphard an.

Psychomotorik findet sich vor allem in den Arbeits- und Handlungsfeldern Kindergarten, Schule, Sonderpädagogik und Ergotherapie wieder. Es werden alle Altersgruppen (Kleinkinder, Schulkinder, Jugendliche, Erwachsene, alte Menschen) in den verschiedenen Konzeptionen berücksichtigt.

Es gibt verschiedene Möglichkeiten der Aus- und Weiterbildung im Bereich Psychomotorik, die ein bis zwei Jahre dauern. So zum Beispiel in Graz zum Mototherapeuten (http://www.mototherapie.at) oder in Wien zum Motopädagogen (akademisch oder Master) (http://public. univie.ac.at). Anfang der 1990er Jahre wurde der Aktionskreis → Motopädagogik Österreich gegründet, der sich mit der Verbreitung der Idee in Österreich befasst (http://www.motopaedagogik.at/akmoe.htm).

Schweiz: Die Psychomotorische Therapie in der Schweiz hat ihre Wurzeln vor allem in der → Rhythmikbewegung (vgl. Kubli). „Das Ziel der Psychomotorik-Therapie ist, dass das Kind seine Wahrnehmungs-, Handlungs- und Kontaktfähigkeit seinen Möglichkeiten entsprechend erweitern kann. Mit seinen Schwierigkeiten soll es einen angemessenen Umgang finden können" (http://www.psychomotorik-therapie.ch/de/ frames/02therapie.html, 20.10.2008). Spiel und Bewegung dienen dazu, das Selbstwertgefühl des Kindes zu stärken, die → Interaktionskompetenz auszubauen und mögliche Gefühle und Konflikte zu verarbeiten. Die therapeutische Beziehung gilt als grundlegend für die Arbeit. Eltern, Geschwister, Lehrpersonen und weitere Bezugspersonen werden mit in die Therapie einbezogen, z. B. durch entsprechende Informationen und Hinweise für die Unterstützung (www.astp.ch).

→ Indiziert ist die Psychomotoriktherapie in der Schweiz vor allem bei Kindern und Jugendlichen, die Schwierigkeiten bzgl. Koordination, → Tonusregulierung, räumlicher und zeitlicher Orientierung, Händigkeit, Aufmerksamkeit und / oder Lernen zeigen.

„Die Psychomotorik-Therapie ist in der Schweiz Teil des Bildungssystems und wird von der EDK (Schweizerische Konferenz der kantonalen Erziehungsdirektoren) als Angebot in der Regel- und Sonderschule anerkannt" (ASTP 2007). Weitere Arbeitsfelder sind Sonderschulheime und Kinderklinken sowie freie Praxen.

Seit 1972 finden Ausbildungen zum Psychomotoriktherapeuten statt; die erste Ausbildung war in Genf. Mittlerweile gibt es die Möglichkeit für eine 3-jährige Vollzeitausbildung oder eine 4–5-jährige Teilzeitausbildung in Zürich, Basel oder Genf (http://www.astp.ch/adressen/ausbildungen; www.hfh.ch).

Literatur

Irmischer, T. (1998): Psychomotorik in Europa. http://www.psychomot.org/forum_psychomotorik/forum_psychomotorik.htm, 16.08.2010

Glossar

Adaption: Anpassung.

AD(H)S: Aufmerksamkeitsdefizit-Syndrom mit Hyperaktivität; ist ein breit gefächertes Krankheitsbild mit vielen verschiedenen unterschiedlichen Symptomen. Die Diagnose wird meist im Kindesalter ab dem 3. Lebensjahr als Kombination von Aufmerksamkeitsdefizit, überschießender Impulsivität und extremer Unruhe gestellt.

affektiv: (lat.: affectus) Gemütsverfassung; Zusammenwirken von Fühlen und Denken; gefühlsmäßiger Aspekt des Erlebens.

Ätiologie: Lehre, die sich mit den Ursachen von Krankheiten beschäftigt.

Anamnese: (griech.: anamnesis) Erinnerung bzw. ins Gedächtnis zurückrufen; Ermittlung der Vor- bzw. Lebensgeschichte eines Menschen.

Ausdrucksgymnastik: Eine Form der rhythmischen Gymnastik, die das Ziel verfolgt, über gezielte körperliche Bewegungen und Musik Gefühle und Befindlichkeiten auszudrücken.

Autopoesis: (griech.: auto = selbst; poesis = schaffen, bauen) Prozess der Selbsterschaffung und -erhaltung eines Menschen.

Bewegungsthema: In einer psychomotorischen Förderung werden subjektiv relevante körperbezogene Themen formuliert; diese können u.a. beziehungsbetont sein, so z.B. Angst und Mut, Geben und Nehmen, Nähe und Distanz, Vertrauen und Misstrauen.

demografisch, Demografie: (griech.: demos = Volk; graphein = Aufzeichnung) Beschreibung und statistische Aufbereitung von Daten über natürliche Bevölkerungsbewegungen (z.B. Geburten, Sterbefälle, Geschlechtsverteilung).

Differentialdiagnostik: genaue Abklärung und Unterscheidung bzgl. ähnlicher Störungen und Krankheitsbilder.

emotional, Emotion: ein prozessual bedingtes Verhalten, das durch eine bestimmte Situation ausgelöst wird und zu physiologischen Veränderungen führt.

endogenistisch: von innen her bestimmt.

Entwicklungsbereich: Menschliche Entwicklung vollzieht sich hinsichtlich verschiedener Fähigkeiten, die unterschiedlichen Bereichen zugeordnet werden können; die fünf Bereiche von Entwicklung sind: Kognition, Kommunikation / Sprache, Motorik, Wahrnehmung und sozial-emotionales Verhalten.

Evaluation: (lat.: evaluare) abschätzen, veranschlagen; Bewertung, Beurteilung.

exogen: von außen her bestimmt.

Exploration: (lat.: exploratio) Erforschung, Erkundung; gezielter Einsatz spezieller Methoden zur Erfassung von Verhalten.

explorativ: entdeckend, erforschend.

Generalisierung: Ein Mensch ist wie jeder andere und bedarf keiner speziellen Unterstützungsmaßnahmen.

Gerontologie: (griech.: geron) Greis; Wissenschaft, die sich mit den körperlichen, psychischen und sozialen Vorgängen des Alterns befasst.

Grafomotorik: (griech.: grapho) Aufzeichnen; Aufzeichnung als motorischer Ablauf; i. d. R. sind hiermit grundlegende Fähigkeiten für den Schreibprozess gemeint, Schreibgesamtbewegung.

Heilpädagogik, heilpädagogisch: Fachdisziplin, die den gesamten Menschen in seiner Entwicklung betrachtet.

Hypothese: (griech.: hypothesis) Annahme bzw. Vermutung zur Erklärung bestimmter Sachverhalte.

Indikation: (lat.: Indicatio) Anzeige, Anzeichen; Begründung der Notwendigkeit von (Heil-)Maßnahmen.

Individualisierung: Ein Mensch ist einzigartig und selbstbestimmt.

indiziert: (lat.: indicare) anzeigen; eine bestimmte (Heil-) Maßnahme ist angezeigt.

interaktionistisch: aufeinander bezogen handelnd.

Klientel: (lat.: cliens) Anhänger, Schützling; Auftraggeber / -in, Kunde / Kundin, Leistungsempfänger.

kognitiv: (lat.: cognitus) bekannt; erkannt; Denk- und Wahrnehmungsprozesse, welche mit dem Erkennen und der Verwendung von ableitbarem Wissen zusammenhängen.

konstruktivistisch, Konstruktivismus: eine Denkrichtung, die auf viele verschiedene Einzeldisziplinen (z.B. Neurophysiologie, Biologie, Pädagogik, Philosophie) zurückgreift und erkenntnistheoretisch ausgerichtet ist. Das Ziel ist eine aktive Erkenntnisleistung; sie hebt insbesondere die Subjektivität jeglicher Wahrnehmung hervor.

Körperpsychotherapie: Bezeichnung für kontrollierte und systematische bewegungsorientierte Methode zur Beseitigung, Minderung oder Prävention psychosozial bedingter psychischer Störungen. Der Körper dient als Instrument, unbewusste psychische Prozesse aufzudecken und ins Bewusstsein zu bringen.

Körperschema: Vorstellung vom eigenen Körper, insbesondere das kognitive Verständnis und Wissen vom Körper (z.B. über einzelne Körperteile, Aufbau und Struktur).

Kybernetik: (griech.: kybernétes = Steuermann) Wissenschaftstheorie, die sich mit der Analyse der Struktur von Regelungsvorgängen und deren Nachahmung beschäftigt.

Laban-Bewegungsnotation: ein von Rudolf von Laban entwickeltes Schriftsystem, welches die Bewegungen des menschlichen Körpers auf Papier mittels verschiedener Symbole aufzeichnet und analysiert.

Lateralisation: (lat.: lateral) seitlich, Seitigkeit; Bezeichnung für die Differenzierung paariger Sinnesorgane bzw. Gliedmaßen, z.B. Hände, Füße, Augen, Ohren.

Leiblichkeit: Das Besitzen eines Körpers, das Sein im Körper; Leiblichkeit meint leiblich sein. Dies heißt, ich habe nicht einen Körper, sondern bin mein Leib. Ich verfüge nicht über den Körper, sondern ich wohne als leibliches (körperliches) Subjekt die Welt ein. Leib ist also mehr als die Summe oder das Zusammenspiel von Körper und Geist.

Leibphänomenologie: Lehre von dem Sichtbaren, den Erscheinungen. Der Leib und die subjektive Empfindung für diesen stehen im Mittelpunkt der Auseinandersetzung mit der Welt. Der Leib ist als Medium von Denken, Tun und Wahrnehmen eingebunden.

LOVIPT: diagnostisches Verfahren für Erwachsene: Leuvense Oberservatieschalen voor gebruik in de PMT = Leuvener Beobachtungsskalen für den Gebrauch in der Psychomotorischen Therapie.

Luftkissen / Airtramp: Ein Material aus Gummi / PVC, das mit Hilfe eines Gebläses durchgängig aufgeblasen wird, und auf dem Menschen hüpfen können.

mechanistisch: Materielles rückt in den Vordergrund; es wird von einer naturgemäßen Bestimmung ausgegangen.

minimale frühkindliche Hirnfunktionsstörung, auch minimale cerebrale Dysfunktion: (lat.: minimus = kleinster; cerebrum = Gehirn; griech.: Dys = schlecht, gestört, krankhaft) leichte Hirnfunktionsstörung. Ein veralteter Sammelbegriff für eine Vielzahl von unspezifischen Leistungs- und Verhaltensauffälligkeiten.

Motilität: Bewegungsfähigkeit.

Motodiagnostik, motodiagnostisch: (lat.: movere: bewegen; griech.: dia: hindurch; gnosis: erkennen / Erkenntnis) quantitative und qualitative Erfassungsmethoden zur Beurteilung von Bewegungsleistung und Bewegungsverhalten.

Motogeragogik: (griech.: gerontos) Greis; Psychomotorik im Alter. Ein ganzheitliches Konzept mit gezielten Bewegungsangeboten, bezogen auf die speziellen Bedürfnisse und Möglichkeiten älterer und alter Menschen.

Motologie, motologisch: (griech.: logos) die Lehre von der Bewegung; die Lehre von der Motorik als Grundlage der Handlungs- und Kommunikationsfähigkeit des Menschen, ihrer Entwicklung, ihrer Störungen und deren Behandlung. Masterstudiengang, der an der Philips-Universität Marburg studiert werden kann.

Motopädagogik: (griech.: paidagogos) Kindesführer; ein ganzheitliches orientiertes Förderkonzept der gezielten Persönlichkeitsbildung über motorische und perzeptive Lernprozesse.

motorisch, Motorik: umfasst alle an der Steuerung und Kontrolle von Haltung und Bewegung beteiligte Prozesse und damit auch sensorische, perzeptive, kognitive und motivationale Vorgänge.

Mototherapie: (griech.: therapeia) Behandlung; eine bewegungsorientierte Methode zur Behandlung von Beeinträchtigungen im psychomotorischen Verhaltens- und Leistungsbereich.

Neuromotorik: meint hauptsächlich die Reflexmotorik des Säuglings; ist der neurologisch-koordinative Aspekt des Bewegungsverhaltens.

neuropsychologisch: Abhängigkeit psychologischer Funktionen von neuronalen Prozessen.

neurotisch: seelische Erkrankung ohne erkennbare körperliche Ursachen.

ökologisch: Es werden Beziehungen von Organismen zu ihrer Umwelt betrachtet, z. B. sozial, institutionell, kulturell.

Pathogenese, pathogenetisch: (griech.: pathos = Schmerz, Krankheit; genese = entstanden aus) Entstehung und Entwicklung einer Krankheit.

perzeptiv, Perzeption: (lat.: percipere) Wahrnehmen, Wahrnehmung.

Phänomenologie: Lehre von dem Sichtbaren, den Erscheinungen.

psychisch: subjektive, innere, seelische Belange.

Psychosomatik, psychosomatisch: (griech.: soma) Körper; Zusammenhang und Wechselwirkungen von seelischen / psychischen und körperlichen Prozessen.

Qualitätssicherung: bestimmte, zuvor festgelegte Werte oder Leistungen werden überprüft, und auf deren Einhaltung wird geachtet.

radikaler Konstruktivismus: eine wissenschaftliche Erkenntnistheorie; sie hebt insbesondere die Subjektivität jeglicher Wahrnehmung hervor.

Rhythmik, Rhythmus: bezieht sich hier auf Musik und Bewegung; es erfolgen wiederholt geordnete Bewegungen, die über einen festgelegten Zeitraum periodisch wiederkehren.

Rhythmikbewegung: meint eine wissenschaftliche Strömung, d. h., dass sich mehrere Fachkräfte mit dem Thema Rhythmus und Rhythmik auseinandergesetzt sowie hierzu geforscht und spezielle Richtungen eingeschlagen haben.

Salutogenese: (lat.: salus für Gesundheit; griech.: genese für Entstehung) Gesundheitsentwicklung; Präventionskonzept, welches Faktoren der Entstehung und Erhaltung von Gesundheit sucht.

Screening: (engl.: to screen) durchsieben; eine diagnostische Methode für eine erste grobe oberflächliche Erfassung von Verhalten.

Selbstkonzept: beschreibt Vorstellungen eines Menschen über sich selbst, wer er ist, wie er fühlt, was er kann und was er nicht kann.

selbstwirksam, Selbstwirksamkeit: Ein Mensch glaubt daran und ist in der Lage, selbst gezielt etwas zu bewirken und sein eigenes Schicksal beeinflussen zu können.

Sensibilität: Fähigkeit, sich in andere Menschen hinein zu versetzen und eigene Gefühle wahrzunehmen.

Sensomotorik, sensomotorisch: Zusammenwirken von Wahrnehmung und Bewegung.

sensorisch: alle mit der Sinneswahrnehmung zusammenhängenden Prozesse.

Sensorische Integration: (lat.: integratio) Wiederherstellung eines Ganzen; Zusammenspiel der Sinnesmodalitäten; neurologischer Prozess, Sinneseindrücke zu ordnen und den Körper daraufhin abzustimmen.

sozialer Konstruktionismus: psychologische Theorie, die aus soziologischen Theorien hervorgeht; sie erforscht, wie die soziale Wirklichkeit und einzelne soziale Phänomene entstehen und sich entwickeln.

Soziomotorik: kommunikativer Aspekt von Bewegung; Bewegungsangebote in Gruppen; betont den Sozialkontakt und die Kooperation.

Suchterkrankungen: Erkrankungen, die eine Abhängigkeit hervorrufen, z. B. Nikotin, Alkohol, Drogen.

systemisch: einzelne Teile werden im Zusammenhang mit dem größeren Ganzen gesehen; die Zustände eines gesamten Systems und nicht allein seine Teile werden betrachtet.

systemtheoretisch, Systemtheorie: interdisziplinäres Erkenntnismodell; Systeme dienen der Beschreibung und Erklärung vielfältiger Phänomene.

Tätigkeitstheorie: eine psychologische Theorie, die die Abhängigkeit zwischen Denken und Handeln eines Menschen in den Mittelpunkt stellt.

Test: eine spezielle diagnostische Methode.

Tonus: (lat.) Spannung, Grundspannung der Muskeln.

umweltdeterministisch: Annahme, dass bei bekannten Naturgesetzen und bekanntem Anfangszustand der weitere Ablauf aller Ereignisse prinzipiell vorhersehbar ist.

Wolfskind: Bezeichnung für Kinder, die in der frühen Kindheit über einen längeren Zeitraum isoliert von Menschen aufgewachsen und demnach in der Sozialisation beeinträchtigt sind.

Literatur

Antonovsky, A. (1997): Salutogenese. Zur Entmystifizierung der Gesundheit. dgvt Verlag, Tübingen

ASTP (Hrsg.) (2007): Psychomotorik-Therapie und individuelle Entwicklung / Bewegen bewegt das Denken und Fühlen. Informationsbuch des Verbandes Schweizerischer Psychomotorik-Therapeutinnen und Therapeuten. Schweizerische Zentralstelle für Heilpädagogik SZH.

Axline, V. M. (1980): Kinderspieltherapie. Ernst Reinhardt, München / Basel

Ayres, J. (1984): Bausteine der kindlichen Entwicklung. Springer, Berlin

Balgo, R. (1998a): Bewegung und Wahrnehmung als System. Systemisch-konstruktivistische Positionen in der Psychomotorik. Hofmann, Schorndorf
– (1998b): Systemisch-konstruktivistische Position in der Psychomotorik. Motorik 1/21, 2–12
– (2002). Systemische Positionen im Kontext der Psychomotorik. Praxis der Psychomotorik 2, 89–99
– (2004): Systemische Positionen im Kontext der Motologie. In: Köckenberger, H., Hammer, R. (Hrsg.), 187–222
– (2009): Zentrale theoretische Bausteine systemisch-konstruktivistischer Positionen. In: Seewald, J., Reichenbach, C. (Hrsg.), 9–21
–, **Voß, R.** (1995): Kinder die sich auffällig zeigen – die systemisch-konstruktivistische Wende in der Psychomotorik. In: Kiphard, E. J., Olbrich, I. (Hrsg.): Psychomotorik und Familie. verlag modernes lernen, Dortmund, 167–194
Bartsch, K. (1927): Die geistig orthopädischen Übungen im ersten Hilfsschuljahr. Marhold, Halle
Baur, J. (1994): Motorische Entwicklung: Konzeptionen und Trends. In: Baur, J., Bös, K., Singer, R. (Hrsg.), 27–47
–, **Bös, K., Singer, R.** (Hrsg.) (1994): Motorische Entwicklung. Ein Handbuch. Hofmann, Schorndorf
Becker, H. (1981): Konzentrative Bewegungstherapie. Thieme, Stuttgart
Brodtmann, D. (1977): Sportpädagogik – Rückzug ins Denken oder Anleitung zum Handeln. Zeitschrift für Sportpädagogik 1/1, 8–37
Bronfenbrenner, U. (1989): Ökologie der Entwicklung. Fischer, Frankfurt
Bruner, J. (1983): Wie das Kind sprechen lernt. Huber, Bern
Buytendijk, F. J. J. (1956): Allgemeine Theorie der menschlichen Haltung und Bewegung. Springer, Berlin
Cohn, R. (1975): Themenzentrierte Interaktion. Klett-Cotta, Stuttgart
Davison, G. C., Neale, J. M., Hautzinger, M. (2002): Klinische Psychologie. 6. Aufl. Beltz, Weinheim
Deimel, H. (1983): Sporttherapie bei psychiatrischen Erkrankungen. Marhold, Berlin
Diem, L. (1976): Auf die ersten Lebensjahre kommt es an. Intelligenz durch Bewegungstraining. Verlagsanstalt, Stuttgart
Eckert, A. (2004). Bewegtes Sein – eine körperenergetische Betrachtung psychomotorischer Praxis. In: Köckenberger, H., Hammer, R. (Hrsg.), 128–143
Eckert, R. A. (2000). Körperenergetische Aspekte in der Psychomotorik. In: Wendler, M., Irmscher, T., Hammer, R. (Hrsg.): Psychomotorik im Wandel. Verlag akL, Lemgo
Eggert, D. (1996): Fragen zur theoretischen Begründung der Psychomotorik. Referat zum Europäischen Congress '96 „Psychomotorik in der Entwicklung" des Aktionskreises Psychomotorik in Marburg

–, **Bertrand, L.** (2002): Raum-Zeit-Inventar. RZI. borgmann, Dortmund

–, **Kiphard, E. J.** (Hrsg.) (1972): Die Bedeutung der Motorik für die Entwicklung normaler und behinderter Kinder. Hofmann, Schorndorf

–, **Lütje-Klose, B.** (1994 / 2005): Theorie und Praxis psychomotorischer Förderung. borgmann, Dortmund

–, **Ratschinski, G.** (1993): DMB. Diagnostisches Inventar motorischer Basiskompetenzen. borgmann, Dortmund

–, –, **Reichenbach, C.** (2008): DMB. Diagnostisches Inventar motorischer Basiskompetenzen. borgmann, Dortmund

–, **Reichenbach, C.** (2004): Was kann Psychomotorik heute leisten? – Eine ökosystemische Sicht auf Theorie und Praxis. Praxis der Psychomotorik 29 / 2, 99–108

–, –, **Bode, S.** (2003): SKI. Das Selbstkonzeptinventar. borgmann, Dortmund

–, –, **Lücking, C.** (2007): Von den Stärken ausgehen ... borgmann, Dortmund

–, **Wegner-Blesin, N.** (2000): DITKA. Diagnostisches Inventar taktil-kinästhetischer Alltagshandlungen. borgmann, Dortmund

Einsiedler, W. (1999): Das Spiel der Kinder. Klinkhardt, Bad Heilbrunn

Eisenburger, M. (1996): Psychomotorik mit alten Menschen (Motogeragogik). In: Amft, S., Seewald, J. (Hrsg.): Perspektiven der Motologie. Hofmann, Schorndorf, 128–133

– (2004): Psychomotorik im Alter. In: Köckenberger, H., Hammer, R. (Hrsg.), 531–570

– (2005): „Zuerst muss die Seele bewegt werden ...“ verlag modernes lernen, Dortmund

Erikson, E. H. (1979): Identität und Lebenszyklus. Suhrkamp, Frankfurt / M.

Filipp, S. H. (Hrsg.) (1979): Selbstkonzeptforschung. Klett-Cotta, Stuttgart

Fischer, K. (1996): Entwicklungstheoretische Perspektiven der Motologie des Kindesalters. Hofmann, Schorndorf

– (2000): Etablierung der Psychomotorik als Wissenschaftsdisziplin. In: Wendler, M., Irmischer, T., Hammer, R.: Psychomotorik im Wandel. akL, Lemgo, 27–36

– (2001): Einführung in die Psychomotorik. Ernst Reinhardt, München / Basel

– (2009): Einführung in die Psychomotorik. Ernst Reinhardt, München / Basel

Flammer, A. (1990): Erfahrung der eigenen Wirksamkeit. Einführung in die Psychologie der Kontrollmeinung. Huber, Bern

– (2004): Entwicklungstheorien. Psychologische Theorien der menschlichen Entwicklung. Huber, Bern

Frostig, M. (1974): Bewegen-Wachsen-Lernen. W. Crüwell, Dortmund

– (1975): Bewegungserziehung. Neue Wege in der Heilpädagogik. Ernst Reinhardt, München / Basel

Gergen, K. J., Davis, K. E. (Hrsg.) (1985): The Social Construction of the Person. Springer, Berlin

Göbel, H., Panten, D. (1995): Möglichkeiten und Grenzen der Elternarbeit in der Psychomotorischen Therapie im Netzwerk psychosozialer Hilfsmaßnahmen. In: Kiphard, E. J., Olbricht, I. (Hrsg.): Psychomotorik und Familie. verlag modernes lernen, Dortmund

–, – (2002): HamMotScreen für Vorschulkinder – ein videogestütztes Gruppenscreening zur Erfassung psychomotorischer Basiskompetenzen. Praxis der Psychomotorik 27 / 1, 14–21

Goldberg, M. (1984): Über meine Therapie-Formel in der Konzentrativen Bewegungstherapie. In: Stolze, H. (Hrsg.): Die Konzentrative Bewegungstherapie. Grundlagen und Erfahrungen. Springer, Berlin, 96–101

Haas, R. (1999): Entwicklung und Bewegung. Hofmann, Schorndorf

– (2002). Titel Hilflos, hoffnungslos, ausgeliefert – oder nicht?! Psychomotorische Maßnahmen zur Prophylaxe und Behandlung von Menschen mit depressiven Störungen. Praxis der Psychomotorik 27, 239–251

– (2004): Multiples Ich in einer sich wandelnden Welt – Psychomotorik als integrative Kraft im Erwachsenenalter. In: Köckenberger, H., Hammer, R. (Hrsg.), 510–530

Haeberlin, U. (1998): Das Menschenbild für die Heilpädagogik. 4. Aufl. Haupt, Bern

Hammer, R. (2004): Der Verstehende Ansatz in der Psychomotorik. In: Köckenberger, H., Hammer, R. (Hrsg.), 164–186

Havighurst, R. J. (1974): Development Tasks and Education. David McKay Company, New York

Hees, S. (2006): Konzeption und Konzeptionsentwicklung. Ibus-Verlag, Remagen

Hölter, G. (1984): „Balancieren ist nicht immer genug!" Überlegungen zu einer erweiterten Sichtweise von Bewegungsstörungen in der Schule. Motorik 7 / 4, 167–171

– (1989): Psychomotorik mit Erwachsenen. In: Irmischer, T., Fischer, K. (Hrsg.), 181–192

– (Hrsg.) (1993): Mototherapie mit Erwachsenen. Hofmann, Schorndorf

– (1998): Entwicklungslinien der Psychomotorik im deutschsprachigen Raum. Motorik 21 / 2, 43–49

– (2010): Bewegungstherapie bei Psychischen Erkrankungen. Deutscher Ärzteverlag, Köln (in Vorbereitung)

Homburger, A. (1923): Zur Gestaltung der normalen menschlichen Motorik und ihrer Beurteilung. Zeitschrift für die gesamte Neurologie und Psychiatrie 85, 274–314

Hopf, A. (2008): Wie entwickeln wir ein pädagogisches Konzept im Kindergarten? In: Textor, M. R. (Hrsg.): Kindergartenpädagogik – Online-Handbuch

Hünnekens, H., Kiphard, E. J. (1960/1985): Bewegung heilt. Flöttmann, Gütersloh

Hüther, G. (2006): Wie lernen Kinder? Voraussetzungen für gelingende Bildungsprozesse aus neurobiologischer Sicht. In: Caspary, R. (Hrsg.): Lernen und Gehirn. Der Weg zu einer neuen Pädagogik. Herder, Freiburg, 70–84

Irmischer, T. (1987): Grundzüge der Motopädagogik. Lehrbrief des AKP. Aktionskreis Psychomotorik e. V., Lemgo

– (1989): Ursprünge. In: Irmischer, T., Fischer, K. (Hrsg.), 9–18

– (1998): Psychomotorik in Europa. Motorik 21/3, 133–137

–, **Fischer, K.** (Hrsg.) (1989): Psychomotorik in der Entwicklung. Hofmann, Schorndorf

Jarosch, B., Göbel, H., Panten, D. (1989): Von der Psychomotorischen Übungsbehandlung zur Klinischen Psychomotorischen Therapie. In: Irmischer, T., Fischer, K.(Hrsg.),

Jessel, H. (2007): Psychomotorische Gewaltprävention – ein mehrperspektivischer Ansatz. Diss. Universität Marburg

Kegan, R. (1991): Die Entwicklungsstufen des Selbst. Fortschritte und Krisen im menschlichen Leben. Kindt, München

Kestenberg, J. S. (1965): The Role of Movement Patterns I, II. Psychoanalytic Quarterly 34, 1–36, 517–563

Kiphard, E. J. (1975): Wie weit ist mein Kind entwickelt? verlag modernes lernen, Dortmund

– (1979/1980): Motopädagogik. verlag modernes lernen, Dortmund

– (1989): Psychomotorik in Praxis und Theorie. Ausgewählte Themen der Motopädagogik und Mototherapie. Flöttmann, Gütersloh

–, **Hünnekens, H.** (1972): Motoskopische Untersuchungen beim Trampolinspringen. In: Kiphard, E. J.: Bewegungsdiagnostik bei Kindern. Flöttmann, Gütersloh, 71–111

Kiresuk, T., Sherman, R. (1968): Goal Attainment Scaling: A General Method for Evaluating Comprehensive Community Mental Health Programs. Community Mental Health Journal 4, 443–453

Klaes, R., Schnurnberger, M. (1997): Auf dem Weg zu einer systemischen Bewegungstherapie in kinder- und jugendpsychiatrischen Kontexten. unveröff. Manuskript, Tübingen/Freiburg

Klafki, W. (1985): Neue Studien zur Bildungstheorie und Didaktik. Beltz, Weinheim

Köckenberger, H., Hammer, R. (Hrsg.) (2004): Psychomotorik. Ansätze und Arbeitsfelder. Ein Lehrbuch. verlag modernes lernen, Dortmund

Krämer-Stamm, R. (2009): Handbuch psychomotorischer Begriffe. verlag modernes lernen, Dortmund

Krus, A. (2004): Mut zur Entwicklung. Das Konzept der psychomotorischen Entwicklungstherapie. Hofmann, Schorndorf

Kubli, C. (ohne Jahr): Zur Entstehung der Psychomotorischen Therapie in der Schweiz. In: Schweizerischer Verband der Psychomotoriktherapeuten (Hrsg.): Psychomotoriktherapie. Edition SZH / SPC

Kuhlenkamp, S. (2003): Schulintegrierte Psychomotorische Entwicklungsförderung in einem Stadtteil mit besonderem Erneuerungsbedarf – Studie zur Förderung motorischer und kommunikativer Kompetenzen benachteiligter Grundschulkinder. Dissertation, Universität Dortmund, 44–54

Langer, S. K. (1984): Philosophie auf neuem Wege. Fischer, Frankfurt / M.

Lapierre, A., Aucouturier, B. (1984): La Symbolique du Mouvement. Psychomotricité et Éducation. Desclée de Brouwer, Paris

Leontjew, A. N. (1973): Probleme der Entwicklung des Psychischen. Fischer, Frankfurt / M.

Lesemann, G. (1963): Lebendige Krücken. Marhold, Berlin

Löwnau, H. W. (1961): Reifungskrisen im Kindes- und Jugendalter. Verlag für Psychologie, Göttingen

Ludwig, S. (2002): Elsa Gindler – von ihrem Leben und Wirken. „Wahrnehmen, was wir empfinden". Christians Verlag, Hamburg

Luhmann, N. (1993): Soziale Systeme. Grundriss einer allgemeinen Theorie. 4. Aufl. Suhrkamp, Frankfurt / M.

Mahler, M. S., Pine, F., Bergmann, A. (1984): Die psychische Geburt des Menschen. Fischer, Frankfurt / M.

Mattner, D. (1987): Zur Dialektik des gelebten Leibes. Borgmann, Dortmund
– (2001): Paradigmenvielfalt in der Psychomotorik – Chance oder Sackgasse? Vortrag, Symposium IBP „Die Wahrheit in der Psychomotorik – gibt es nicht?!" in München, Mai 2001, unveröff. Manuskript

Maturana, H. R., Varela, F. J. (1990): Der Baum der Erkenntnis: Die biologischen Wurzeln des menschlichen Erkennens. Goldmann, München

Merleau-Ponty, M. (1966): Phänomenologie der Wahrnehmung. Walter de Gruyter, Berlin

Miller, P. (1993): Theorien der Entwicklungspsychologie. Spektrum Akademischer Verlag, Heidelberg

Montada, L. (2002): Fragen, Konzepte, Perspektiven. In: Oerter, R., Montada, L. (Hrsg.), 3–53

Neikes, J. L. (1969): Scheiblauer Rhythmik. Orthagogische Rhythmik. HennVerlag, Wuppertal

Neubauer, W. F. (1976): Selbstkonzept und Identität im Kindes- und Jugendalter. Ernst Reinhardt, München / Basel

Oerter, R. (1993): Psychologie des Spiels – Ein handlungstheoretischer Ansatz. Quintessenz, München

–, **Montada, L.** (Hrsg.) (2002): Entwicklungspsychologie. Beltz, Weinheim

Palmowski, W. (1995): Psychomotorik und systemisches Denken. Praxis der Psychomotorik 20/4, 194–198

Panten, D. (1980): Kritische Betrachtungen zur Effizienz psychomotorischer Therapie. Motorik 3, 4

– (2000): „Auf den 0 Punkt gebracht." Bewegungsspiele in der Psychomotorik. In: Wendler, M., Irmischer, T., Hammer, R. (Hrsg.): Psychomotorik im Wandel. akL, Lemgo, 125–132

–, **Göbel, H.** (2005): Die Klinische Psychomotorische Therapie (KPT) als Bestandteil des multiprofessionellen Behandlungs-Settings der Kinder- und Jugendpsychiatrie. In: DBM e.V. (Hrsg.): Motopädie zwischen Therapie und Pädagogik. Dokumentation der Fachtagung 2004. Dortmund, 56–90

Petzold, H. (1980): Die neuen Körpertherapien. Junfermann, Paderborn

– (1988): Integrative Leib- und Bewegungstherapie. Bd. I/II. Junfermann, Paderborn

Pfeffer, C. (1941): Rhythmik für Anormale. Zeitschrift Kinderforschung 49/1, 161–173

– (1958): Bewegung ist aller Erziehung Anfang. Sämann, Zürich

Philippi, M. (1989): Motogeragogik. In: Irmischer, T., Fischer, K. (Hrsg.), 193–210

Philippi-Eisenburger, M. (1991): Motologie. Einführung in die theoretischen Grundlagen. Hofmann, Schorndorf

Piaget, J. (1973): Das Erwachen der Intelligenz beim Kinde. 3. Aufl. Klett, Stuttgart

Reichenbach, C. (2006): Bewegungsdiagnostik in Theorie und Praxis. borgmann, Dortmund

Remschmidt, H., Schmidt, H. (Hrsg.) (1981): Neuropsychologie des Kindesalters. Ehnke, Stuttgart

Richter, J. (2004a): Psychomotorische Familienberatung. Überlegungen zu einer Eltern-, Erziehungs- und Familienberatung nach psychomotorischen Gesichtspunkten. Praxis der Psychomotorik 29/1, 24–30

– (2004b): Zur Methodenvielfalt in der Psychomotorik. Die Notwendigkeit éklektizistisch vorzugehen. Praxis der Psychomotorik 29/3, 176–184

– (2005): Ich bin, was du bist, wenn du möchtest, das(s) ich bin. Bist Du auch ich? Über das Arbeiten in der Übertragung innerhalb des „Verstehenden Ansatzes". Praxis der Psychomotorik 30/2, 76–85

– (2008): Psychomotorische und systemische Beratung bei Familien mit psychisch gestörten Kindern. Eine vergleichende Pilotstudie. Unveröff. Manuskript

–, **Heitkötter, T.** (2006): Theorie einer psychomotorischen Beratung mit der Familie. Entwicklungslinien und Perspektiven einer familienpsychomotorischen Methode. Praxis der Psychomotorik 31/1, 4–13

–, **Langer-Bär, H., Heitkötter, T.** (2010): Mal anders beraten. Systemische Beratung psychomotorisch. In: Wienands, A. (Hrsg.). System und Körper. Kongressband der GST, Berlin, 38–63

Rogers, C. R. (1973): Die Klient-bezogene Gesprächstherapie. Ernst Reinhardt, München / Basel

Roth, G. (2006): Möglichkeiten und Grenzen von Wissensvermittlung und Wissenserwerb. Erklärungsansätze aus Lernpsychologie und Hirnforschung. In: Caspary, R. (Hrsg.): Lernen und Gehirn. Der Weg zu einer neuen Pädagogik. Herder, Freiburg

Rotter, J. (1954): Social Learning and Clinical Psychology. Prentice-Hall, New York

Rubinstein, S. (1971): Grundlagen der allgemeinen Psychologie. Volk und Wissen, Berlin

Schildberg, H., Dohmeier, S. (2000): Elternarbeit in der psychomotorischen Förderung von Kindern, die als verhaltensauffällig beschrieben werden. Systemisch-konstruktivistische Überlegungen. Praxis der Psychomotorik 25 / 3, 137–141

Schilling, F. (1981): Grundlagen der Motopädagogik, In: Claus, A. (Hrsg.): Förderung entwicklungsgefährdeter und behinderter Heranwachsender. Primed, Erlangen, 184–194

– (1986): Ansätze zu einer Konzeption der Mototherapie. Motorik 2, 59–67

– (1987): Motodiagnostik als Grundlage von Förderung und Therapie. Zeitschrift Kinderarzt 7, 947–949

– (1990): Das Konzept der Psychomotorik – Entwicklung, wissenschaftliche Analysen, Perspektiven. In: Huber, G., Rieder, H., Neuhäuser, G. (Hrsg.): Psychomotorik in Therapie und Pädagogik. verlag modernes lernen, Dortmund, 57–77

– (2002): Motodiagnostisches Konzept zur Planung von psychomotorischer Förderung und Behandlung. Motorik 2, 50–58

– (2009): PTK – LDT Manual. Punktiertest und Leistungs-Dominanztest für Kinder (5–12 Jahre). verlag modernes lernen, Dortmund

–, **Kiphard, E. J.** (1974): Körperkoordinationstest für Kinder. KTK. Beltz, Weinheim

Schmidtchen, S. (1999): Klientenzentrierte Spiel- und Familientherapie. Beltz, Weinheim

Schnabel, G. (1974): Die Bewegungskoordination und ihre Widerspiegelung im Bewegungsverhalten des Sportlers. Deutsche Hochschule für Körperkultur, Leipzig

Schoop, T. (1981): Komm und tanz mit mir. Edition ConBrio, Zürich

Seewald, J. (1993): Entwicklungen in der Psychomotorik. Praxis der Psychomotorik 18 / 4, 188–193

– (1997): Glossar zum Begriff der Psychomotorik. Praxis der Psychomotorik 22 / 4, 272

– (1998): Bewegungsmodelle und ihre Menschenbilder in verschiedenen Ansätzen der Psychomotorik. Motorik 21 / 4, 151–158

– (1999): Zum Problem der Diagnostik in der Psychomotorik und Motologie. Praxis der Psychomotorik 24 / 3, 152–160

– (2000): Von Elefanten, U-Booten und blinden Wanderern. Systemisch-konstruktivistischer und verstehender Ansatz im Dialog. Praxis der Psychomotorik 25 / 3, 132–136

– (2002): Psychomotorische Vorläufer in der Geschichte der Rhythmus- und Gymnastikbewegung. Motorik 25 / 1, 26–33

– (2007): Der Verstehende Ansatz in Psychomotorik und Motologie. Ernst Reinhardt, München / Basel

– (2009): Wann ist ein Ansatz ein Ansatz? Über Kriterien für psychomotorische Ansätze. Praxis für Psychomotorik 34, 1

–, **Reichenbach, C.** (Hrsg.) (2009): Aktuelle Themen in Psychomotorik und Motologie. Zwischen Forschungsfragen und Praxisbezug. verlag modernes lernen, Dortmund

Siegel, E. (1986): Tanztherapie. Klett-Cotta, Stuttgart

Spencer-Brown, G. (1969): Laws of Form. Bohmeier, London

Spitzer, M. (2002): Lernen. Gehirnforschung und die Schule des Lebens. Spektrum Akademischer Verlag, Heidelberg

Thesing, T. (2001): Leitideen und Konzepte bedeutender Pädagogen. Lambertus, Freiburg

Thomae, H. (1970): Die Bedeutung einer kognitiven Persönlichkeitstheorie für die Theorie des Alterns. Zeitschrift für Gerontologie 4 / 1, 818

– (1983): Altersstile und Altenschicksale. Ein Beitrag zur differentiellen Gerontologie. Kohlhammer, Stuttgart

– (1988): Das Individuum und seine Welt. Eine Persönlichkeitstheorie. Hogrefe, Göttingen

Volkamer, N., Zimmer, R. (1986): Kindzentrierte Mototherapie. Motorik 9 / 2, 49–58

von Foerster, H. (1993): KybernEthik. Merve-Verlag, Berlin

von Glasersfeld, E. (1981): Einführung in den radikalen Konstruktivismus. In: Watzlawick, P. (Hrsg.): Die erfundene Wirklichkeit. Wie wir wissen, was wir zu wissen glauben? Beiträge zum Konstruktivismus. Auer, München, 16–38

von Laban, R. (1988): Die Kunst der Bewegung. Florian Noetzel, Wilhelmshaven

von Weizsäcker, V. (1968 / 1996): Der Gestaltkreis. Theorie der Einheit von Wahrnehmen und Bewegen. Thieme, Stuttgart

Weiner, B. (1976): Theorien der Motivation. Klett, Stuttgart

Wilda-Kiesel, A. (1987): Kommunikative Bewegungstherapie. Barth, Leipzig

Willimczik, K., Grosser, M. (1981): Die motorische Entwicklung im Kindes- und Jugendalter. Hofmann, Schorndorf

Winnicott, D.W. (1984): Reifungsprozesse und fördernde Umwelt. Fischer, Frankfurt / M.

Wygotski, L. (1978): Denken und Sprechen. Fischer, Frankfurt / M.

Zimmer, R. (1999): Handbuch der Psychomotorik. Herder, Freiburg

–, Volkamer, M. (1984): MOT 4–6. Beltz, Weinheim

Zuberbühler, T. (2006): Konzept und Leitbild. In: www.horte-online.ch, 16.08.2010

Sachregister